对症食疗小妙招

张宝旬 —— 著

天津出版传媒集团

天津科学技术出版社

图书在版编目（CIP）数据

对症食疗小妙招 / 张宝旬著 . —— 天津 : 天津科学
技术出版社 , 2023.12
　ISBN 978-7-5742-1678-5

　Ⅰ.①对… Ⅱ.①张… Ⅲ.①食物疗法 Ⅳ.
① R247.1

中国国家版本馆 CIP 数据核字（2023）第 212696 号

对症食疗小妙招
DUIZHENG SHILIAO XIAOMIAOZHAO
责任编辑：张　跃
责任印制：赵宇伦

出　　版： 天津出版传媒集团
　　　　　 天津科学技术出版社

地　　址：天津市西康路 35 号
邮　　编：300051
电　　话：（022）23332397
网　　址：www.tjkjcbs.com.cn
发　　行：新华书店经销
印　　刷：北京世纪恒宇印刷有限公司

开本 880×1230　1/32　印张 7　字数 113 000
2023年12月第1版第1次印刷
定价：59.00元

序言

　　孔子曾说过这样一句话："质胜文则野，文胜质则史。文质彬彬，然后君子。"这告诉了我们"文"与"质"的关系：过于质朴，缺乏文采，会给人以粗俗的印象；可要是文采过多，失之质朴，又会流于轻浮。所以"文"与"质"应当互相结合，相辅相成，所谓"文质彬彬"，这样才能长远。这就好比我写了这么多生活妙招，有的时候只是从应用层面谈某个问题，看上去缺乏文化底蕴，容易显得浅薄。在这本书中，我从中医的文化和知识层面给大家传授一些内容，让"文"更好地体现"质"，也让中医能更容易地被大家接受，并得到大家的认同。

　　中医是我们中华优秀传统文化中极为重要的组成部分。中医诞生于原始社会，到春秋战国时期已经形成了非常严密的中医理论。在之后数千年的发展中，中医创造了无数辉煌的成就，对中华民族和周边国家都产生了深远影响。日本的汉方医学、韩国的韩医学、越南的东医学都是以中医为基础发展起来的。只是到了清朝晚期，受到西方列强的侵略以及现代医学的冲击，中医逐渐呈现出衰败之势。近年来，在我国政府和广大华人华侨的推动下，中医已经逐渐被世界认可，其神奇的疗效也开始为越来越多的患者所接受。

现在社会上仍然存在一些对中医的质疑，可只要你在中国的土地上生活，就是万万离不开中医的。就拿平时常见的调味料花椒、大蒜、葱来说，它们其实也是中药，你怎么可能躲得开呢？只是现代社会发展迅速，一些传统的东西似乎距离我们远了，说起中医，往往会有一种"熟悉的陌生感"。但我们不应该因此否定中医、拒绝中医，而是要在生活中了解中医、认识中医，从而能够正确地应用中医知识，给自己和家人带来健康，带来幸福和便利。

事实上，中医就在我们的身边。很多看似寻常的生活方式，背后都藏着中医的道理，能够维护我们身体的平衡，帮助我们减轻病痛。然而，当代的生活方式正在发生剧烈的变化，很多人追求西方的生活方式，导致失去了很多维护自身健康的"生活艺术"，这是很可惜的。以我个人来说，我从小就是吃着奶奶打的鸡蛋花长大的，在青春期就不像别人那样会长那么多"痘痘"。曾经我以为这是体质的原因，现在回头看看，天天冲鸡蛋花加香油是有好处的，它能平衡易上火的体质……中医发挥的作用，往往就是这样悄然无声。所谓"善战者无赫赫之功"，水滴石穿才是真正解决问题的方法。

我正是受到了这样的启发，才会把中医里我能理解的有益的生活方式挖掘出来，一点点写给大家，而这本书主要讨论的是饮食与健康的问题。我想告诉大家的是，中国人的传统食品无一物是虚设，都有药物的思路。像吃鸡有很好的补肝功效，产后才会推荐喝老母鸡汤，要配栀子染色、去热；吃猪头肉是要用松萝茶配的，配蒜泥以去其毒；鸭子要烤着吃祛其寒性；炖鹅肉则要用大铁锅，因为铁锈水（生铁落）能够祛痰搜风，可以克制鹅肉生痰动风的特性；肥肉要以荷叶包炖，能祛痰去脂……这些讲究里边都有中医"配伍"的影子，也让人感叹中国人民的智慧。

上面提到的这些生活方式是大家比较熟悉的，可能我从中医的角度去解释，大家会有豁然开朗的感觉。可是，还有更多的饮食妙招，已经在岁月的变迁中逐渐消失了。比如，加糖的豆腐脑止咳，加盐的炒芝麻能增乳汁，炒糊的锅巴可治疗孩子伤食，薏米仁能去皮肤赘生物……这些妙招本应被中国人记住，成为日常健康管理的一部分，可惜已经罕有人知。我要做的就是把这些被遗忘的东西都挖掘出来，传承还原中式生活，让更多的人能够从中受益。比如，"吃补五脏，睡通经络"。具体来看，黑豆入肾，可养发滋阴去火；黄豆补脾，能补土生金止咳；红豆入心，可补心利水；绿豆入肝，可清肝下火降压；白扁豆入肺，能养皮肤；薏米去湿，可治疣；茯苓养心，可治脂溢性脱发……

当然，中医知识的科普和科普中医常用的小方法是两件事情，一味地追求"下里巴人"，不讲"阳春白雪"也是不对的。就像生米止咳、生豆腐止咳、橘子止咳……它们之间体现的是什么样的原因和区别，我都会从中医的角度给大家讲清楚。

《黄帝内经》中提到"肺者，相傅之官""五脏六腑皆令人咳，非独肺也"。这是在说，肺相当于"丞相"，管的事比较宽，所有他管辖的部门都能给他气受，让他咳嗽。所以同样是咳嗽，原因却各不相同。皮毛受寒，就是肺的直系下属出了问题，这时候咳嗽可吃烤橘子，以驱寒解表。但咳嗽要是痉挛性的干咳，一般来自肝，生花生米可以平肝，从花生米加醋可以降血压就看得出来，花生对肝有作用。再有，豆腐是入脾胃的，可以用来对付一咳就吐的脾胃型咳嗽。小孩子由于食积造成的咳嗽、大人由于脾虚引发的咳嗽都可以用豆腐来缓解。此外，还有很多种不同类型的咳嗽，像有的人一咳就尿尿，有的人一咳就恶心，有的人咳了以后吐黄痰或痰黏不易咳出，这都是不同器官的问题造成的，在此就不一一赘述了。只是想告诉大家，很多养生的道理看起来很玄妙，实际上很简单，而食疗妙招之所以有效，是因为符合疾病的本质情况。

有句俗话，叫"别拿豆包不当干粮"。这些妙招就有这样的特点，它们可能不是什么"常规粮食"，但是在疾病早期的时候，及时应用这些妙招，可以"拦截"大量的问题，用得好甚至可以不用吃药、上医院。这就是妙招存在的意义。它们就像生活中对抗疾病的防护网，像蚊帐对抗蚊子一样。

有的人可能会对这些妙招不屑一顾，甚至嗤之以鼻，这是很正常的。当时我写按压手穴的中医扑克的时候，一大帮"中医黑"甚至拿出了反中医扑克，但却没人理睬。这也说明我们中国人是讲求实际的，没有疗效的东西一定不会被承认。好的中医是可以让人们自己解决问题的，而且更简便、更廉价，又有效，那么，大家为什么不去试一试呢？中医一开始设立的原则就是以人为本的，也就是主张把医治自己身体的权利放在自己手里，这一点是很伟大的，也是很无私的。我之所以积极地传播小妙招，也是从中医"以人为本"的根本理念出发，将知识摊平分享。如果能够对大家有帮助，进而能让更多的人愿意用心理解中医，就是最让我开心的事情了。

目录

第一章 呼吸系统常见不适的食疗方

第二章 五官食疗方

第三章　消化系统常见不适的食疗方

第五章　常见慢性病的食疗方

第六章　日常保健养生的食疗方

第七章　四季养生食疗方

第八章　妇产孕食疗方

第九章　美容美体食疗方

第十章　常见小儿不适食疗方

附　其他疾病的食疗方

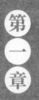

第一章

呼吸系统
常见不适的
食疗方

01 感冒食疗方

 感冒流鼻涕，不妨试试五虎汤

感冒是外感风邪或时行病毒，引起肺卫功能失调，出现鼻塞、流涕、打喷嚏、头痛、恶寒、发热、全身不适等主要临床表现的一种疾病。感冒有普通感冒与时行感冒之分，中医的普通感冒相当于西医学的普通感冒、上呼吸道感染，时行感冒相当于西医学的流行性感冒。

感冒有一些物理疗法：第一是开窗通风，保持空气流通；第二是将生理盐水吸入鼻孔，清洗鼻腔；第三是多饮热水，可以加生姜、薄荷、紫苏等中药发微汗；第四是晚上用热水洗脚，以引热下行。

另外，感冒初期分不清寒热时，或是想要预防流感的时候，都可以喝五虎汤。它能发汗解表清里热，无禁忌证。服用后以身体微微出汗为度，谨防冒风。

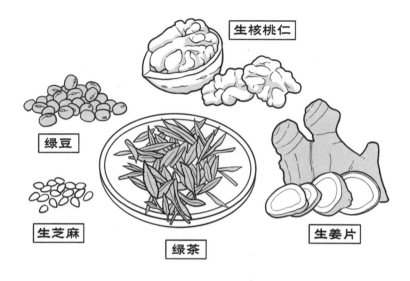

生核桃仁

绿豆

生芝麻

绿茶

生姜片

　　食材　生芝麻5克（家用汤匙约半匙），绿豆9颗，绿茶2克（家用汤匙约半匙），生核桃仁2个，生姜3片。

　　做法　将上述食材一起下锅，加适量水，水开后煮3分钟即可。

　　温馨提示　如果怕浪费，剩下的材料还可以多煎几次，第一煎效果最好，第二煎、第三煎也有效。

驱寒，比吃药还好用的葱姜蒜汤

寒为百病之源，鼻炎、咽炎、扁桃体炎、支气管炎、哮喘、胃病等各种疾病，很多都源于感冒，中医里专治外感病的经典之作就是《伤寒论》。

在中医里，发汗解表是治病的重要方法，通过皮肤排出汗液，把"毒"排出来，能够防止身体内部"存毒"而变成更大的麻烦。现在我们感冒时不这么治疗，身体就失去了这种能力。

在生活中，我们日常所用的调料葱、姜、蒜，都是中医里很好的发汗药，煮好后趁热喝汤，捂出汗，能达到发汗解表、祛风散寒的效果，感冒症状也会减轻。

食材　生姜、葱、蒜各等份（大约核桃大的一团）。

做法　将生姜、葱切成丝，蒜切成末，一起加适量水煮开锅即可饮用。

温馨提示　平时炒菜时适当放些葱、姜、蒜，也能起到给身体驱寒的作用。

风寒感冒初起：一碗"神仙粥"搞定

中医祛寒可以用"神仙粥"，主要的食材有葱、姜和大米。其中的葱和姜都被录入了《神农本草经》，有散寒发汗通经络的功效，平时煮粥、炒菜的时候放一点，能够祛寒升阳、通一身之气。这是老祖宗传给我们最简单有效的养生方法。

"神仙粥"对风寒感冒早期的流鼻涕、鼻塞很有效。喝粥后，身体微微出汗，寒气就退了。当然，也可以不加大米，把"神仙粥"做成简单版的"神仙水"，对感冒也是有效的。

食材　生姜3片，葱3段（带葱须的效果更好），大米适量。

做法　生姜、葱和大米一起熬煮成粥。

温馨提示　葱和姜大家可以根据自己的口味适当调节用量，可多可少，好喝为好。也可以再加点醋一起食用。

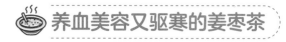 养血美容又驱寒的姜枣茶

　　姜枣茶适合在风寒感冒初期饮用，有解表散寒的功效，能够改善风寒感冒引起的畏寒怕冷、鼻塞、流鼻涕等症状。

　　另外，姜枣茶还有温中养血、美容养颜的功效。生活中有不少寒性体质的女性，经常出现唇齿淡白、面色无华、手脚冰凉等问题，可以多喝些姜枣茶。喝后会感觉身体暖暖的，很舒服。

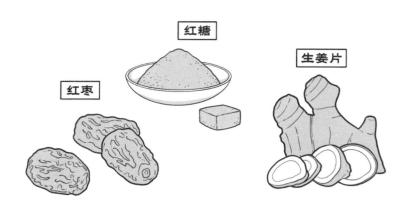

红糖

生姜片

红枣

食材　红枣 30 克，生姜片 20 克，红糖 1 块。

　　做法　红枣瓣开去核，和姜片一起加水，大火烧开后，小火煮 40 分钟，放入红糖调味即可。

　　温馨提示　红枣用水煮才能更好地发挥药效。煮的时候姜和枣要冷水下锅，这样才可以把姜的味道挥发出去，喝的时候不容易喝出姜的辛辣味。

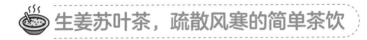
生姜苏叶茶，疏散风寒的简单茶饮

　　生姜苏叶茶有疏风解表的功效，适用于外感风寒和头痛鼻塞者。方中用到的苏叶，也就是紫苏叶，它看似寻常，却有很多神奇的功效。

　　《本草纲目》就有记载，宋代皇帝宋仁宗曾经把紫苏水评为"汤饮第一"，可见紫苏的价值。它可以食用，也可以供药用，有解表散寒、行气和胃的功效，对妊娠呕吐、鱼蟹中毒等也有缓解效果。

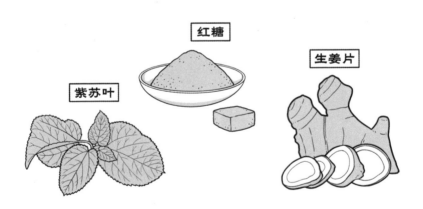

红糖

生姜片

紫苏叶

食材　生姜 3 克，紫苏叶 3 克，红糖适量。

做法　生姜切成薄片，紫苏叶切成粗末，一同放入养生壶，加适量水，烧开后加入红糖即可。

温馨提示　干紫苏叶可在药店买到。

抗感冒解抑郁的黄花菜冰糖水

　　黄花菜有清热利湿、宽胸解郁、凉血解毒的作用，可安五脏、利心志、明目、除身体烦热。感冒早期，我们可以喝些黄花菜冰糖水，喝完后身体会微微出汗，对风寒感冒效果特别好，能够退烧。

　　另外，黄花菜冰糖水还能够治疗痔疮出血，并能缓解抑郁、焦虑等，对改善睡眠质量也很有用。

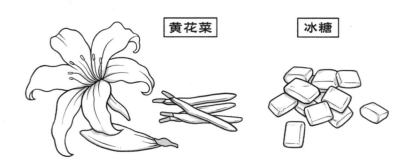

黄花菜　　　　　　冰糖

食材 干黄花菜 4～9 克，冰糖适量。

做法 干黄花菜稍微浸泡清洗一下，放入养生壶，加适量水，煮约 20 分钟，放入冰糖调味即可。

温馨提示 黄花菜又名忘忧草，一位甘肃省卫生厅前厅长就曾大规模使用过，群众普遍反映其在缓解轻症焦虑方面效果还是很不错的。

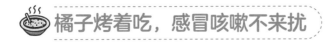# 橘子烤着吃，感冒咳嗽不来扰

橘子是大家都很喜欢的水果之一，它不仅酸甜可口，还富含维生素 C 和其他营养成分。不过，很多人可能不知道，烤橘子也能成为一味"药"。它有类似陈皮的功效，能够调理气血、化痰燥湿，食用后不仅能够治咳嗽，还能够治早期感冒。

在感冒流行的时候，我们不妨把烤橘子作为一种小食品服用，吃的时候可以撒一点冰糖粉或者蘸冰糖水来改善口感。冰糖是用甘蔗做的，也是治感冒的佳品，能够和胃润肺、滋阴降火。

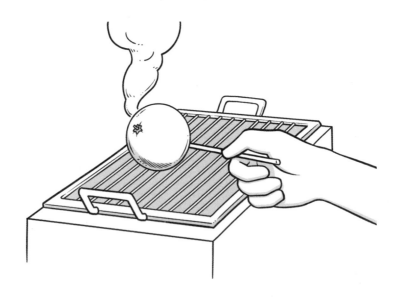

食材 橘子2～3个。

做法 把橘子烤到表皮发焦，煨熟后去皮食用即可。

温馨提示 没有橘子的话，用橙子也可以。

可乐＋姜丝，风寒感冒的可口"药汁"

众所周知，可口可乐最初是美国一位药剂师发明的药用混合饮料，其目的是提神、解乏和治疗头痛。我们在日常生活中，可以巧妙地运用可乐，加入一些家常食材，一起炖煮，制作味道相当不错的"药汁"。这样不仅可以保留很好的口味，还能解决生活中的一些小疾病。

可乐＋姜丝对风寒感冒就有疗效。其中姜味辛辣，可乐味甘，能够起到发散去风寒的功效。当然你也可以合理地应用其他食材，像葱＋可乐也能缓解风寒感冒的症状。

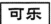

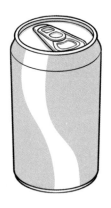

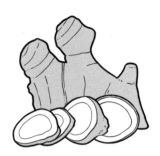

食材　可乐1罐，生姜3片。

做法　生姜切丝，和可乐一起炖煮，煮开5分钟关火，凉温后即可饮用。

温馨提示　如果不喜欢可乐，也可以换成红糖水。

可乐姜丝加绿豆，巧治"寒包火"感冒

除了风寒感冒外，可乐与食材"混搭"，还能对付风热感冒、流行性感冒和胃肠型感冒。以"寒包火"的风热感冒为例，这种感冒是内有热外受寒，症状多是流清水鼻涕、鼻塞、嗓子疼、发烧。巧用可乐和姜也能改善，不过要加上有清热解毒功效的绿豆，效果会更好一些。

流行性感冒症状大多是嗓子先疼，直接用可乐加绿豆就可以了；至于胃肠型感冒，症状有发热、恶心、呕吐、腹泻等，我们可以用可乐加紫苏叶来治疗；如果感冒无汗，还可以用可乐加香菜来发汗。下面介绍的就是可乐治疗"寒包火"感冒的做法。

食材 绿豆6～9克，可乐1罐，生姜适量。

做法 生姜切成丝待用，先用少量水煮绿豆，煮沸5分钟后，兑入可乐，加入姜丝，再煮开5分钟后关火，凉温后即可饮用。

温馨提示 需保证充足的夜间休息，如果晚上熬夜或失眠，可能会加重郁火。

🍲 特殊时期，来一杯提高免疫力的核枣茶

核枣茶可以经常饮用，有助于预防感冒，经常感冒的人不妨试一试。其中用到的食材有核桃、红枣、冰糖和花生，既能为身体补充营养，又能健脾、补气血，提升身体的抗病能力，对于平时体质虚弱的人再合适不过。也不必拘泥喝多少次，经常喝可以预防感冒。

煮汤后的食材可吃可不吃。平时容易上火的人注意不要加熟花生，只用生花生即可。此外，在制作核枣茶时，如果怕上火可以多加一些水稀释。

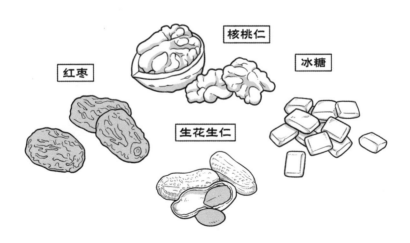

食材　核桃仁3个，红枣5颗，生花生仁2把，冰糖适量。

　　做法　把核桃仁、红枣和一把生花生仁放在电饼铛里烤熟（烤一次的量可以保存一周食用），之后再加点捣碎的生花生仁一同放入锅中，加适量水煮15分钟左右，关火前可以加适量冰糖调味。

　　温馨提示　家中没有电饼铛或烤箱的，也可以将食材放入炒锅内，干锅小火炒制一下即可。用电饼铛烤或炒锅炒制的过程不可省略。

02 咳嗽食疗方

枸杞炖苹果，好喝不贵的止咳甜汤

很多人都有这样的烦恼，秋冬变天的时候，身体的抵抗力会变弱，很容易感冒、咳嗽，有的时候感冒已经好了，咳嗽却还是止不住，用过各种止咳的药物，但效果都不理想。

这时候我们就可以试一试中医的食疗，如枸杞炖苹果，止咳的效果就很不错，而且它适用于各类咳嗽，

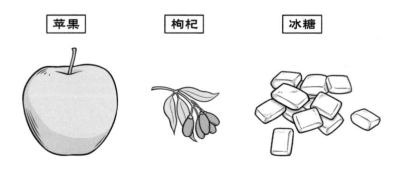

苹果　　枸杞　　冰糖

服用时无须区分咳嗽类型。这里用到的食材有苹果、枸杞和冰糖。其中苹果性凉，味甘酸，具有养阴润肺的功效，而枸杞有滋补肝肾的功效，再加上有润肺止咳功效的冰糖，就成了一道好喝的止咳甜汤。

食材　苹果1个，枸杞10粒，冰糖适量。

做法　苹果去核切成小块，放入锅内，再放入枸杞，倒入适量水，大火煮开后转小火，待果肉煮熟后加入冰糖即可。

温馨提示　可以喝汤、吃苹果，不愿意吃炖熟的水果也可以只喝汤。

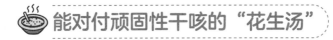

能对付顽固性干咳的"花生汤"

　　感冒咳嗽除了枸杞炖苹果、烧橘子等方法外，还有一个简单的办法，就是煮生花生汤。花生的药用价值很高，可用于治疗顽固性干咳。

　　花生仁外面的红皮，也叫"花生衣"，含有丰富的营养成分，并有止血、散瘀、消肿的功效，所以煮花生汤的时候不要去掉花生衣，要一起煲煮。而煮的方法也是最能发挥花生功效的，既不会破坏花生的营养素，又易于消化。煮好的汤还有润肺清热、生津止渴的功效，对咽喉也有很好的保护作用。

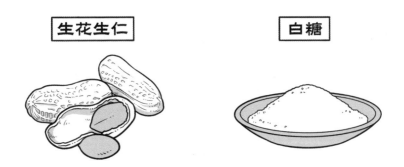

生花生仁

白糖

食材　红皮花生、白糖各适量。

　　做法　红皮花生切碎，加入白糖，加适量水，煮开后再煮 1 分钟即可。

　　温馨提示　喝的时候，还可以根据自己的口味加适量蜂蜜。一日一服或三服都可以。

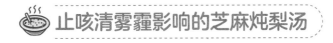
止咳清雾霾影响的芝麻炖梨汤

　　近年来，"雾霾天"越来越多，空气污浊，对人体呼吸系统的影响不容小觑，如空气中的悬浮颗粒会刺激呼吸道引起咳嗽，还会促发哮喘，加重慢性支气管炎和肺气肿等。有数据显示，在重度雾霾天后的 1 ~ 2 天内，咳嗽患者就会增多 50%。

　　虽然对抗雾霾并不是我们中医考虑的问题，但它损伤的是肺阴，伤了就要补。而肺为金，肾为水，所以补肺阴要兼顾肾。芝麻梨汤就可以达到这样的效果，它有养肺、滋阴、润燥的功效，芝麻和梨一起吃下去，止咳效果好。

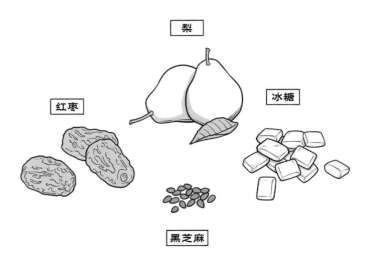

梨

红枣

冰糖

黑芝麻

食材 梨3个，红枣5颗，生黑芝麻、冰糖适量。

做法 将梨洗净、切开，挖出梨核，用生黑芝麻填满，盖上梨盖，用4根牙签固定好。一锅放3个芝麻梨和5颗枣，加入适量的水，可加适量冰糖用来调味，炖20~30分钟。如果使用高压锅，可以适当缩短时间。炖透之后喝汤，果肉及其他食材可吃可不吃。

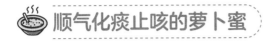
顺气化痰止咳的萝卜蜜

　　早上嗓子不清爽，要咳痰或清嗓子，说明肺和胃的功能出现了问题。气逆生痰在咽喉，而中医有形象的说法，说胃为生痰之源，肺为储痰之器。想要改善的话，可以食用萝卜蜜（喝蜜、吃萝卜）。这个简单的方法是很好的养生手段，能够顺肺胃之气，达到化痰的目的。日常生活中，我们可以经常服用萝卜蜜。这样能够去掉"污浊之气"，让面色更好。

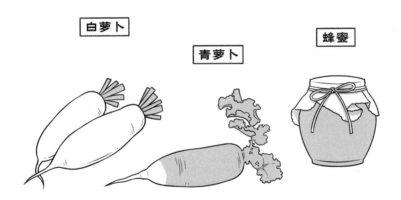

白萝卜

青萝卜

蜂蜜

食材 青萝卜或者白萝卜1个，蜂蜜适量。

做法 把萝卜去头去尾留约10厘米，从上往下挖去萝卜肉，挖成汤盅状，将蜂蜜填入其中，放入蒸锅隔水蒸至萝卜软透即可。

温馨提示 喝蜜、吃萝卜。这个方子还可以用于退烧，须用整根萝卜来制作萝卜蜜，可以作为五虎汤的辅助。

感冒后咳嗽声重，试试花椒梨

　　中医认为咳嗽的主要原因可以分为几方面：像干咳无痰，咳嗽时满脸通红，一般是肝火引起的；晚上咳得厉害，一般是阴亏造成的；感冒后咳嗽一般是风寒引起的，咳嗽声往往比较重。

　　如果要用炖梨治疗，肝火问题要加绿豆，阴亏问题要加芝麻，风寒问题则加生姜、花椒等，这样效果才会更好。下面介绍的就是对风寒咳嗽有效的"花椒梨"。

　　食材　梨1个，花椒7粒。

　　做法　梨肚子挖洞，放入花椒粒，上锅蒸半小时，去掉花椒吃梨。

　　如果是干咳无痰，用绿豆炖梨，注意水烧开一会儿即可先下梨，炖好梨汁以后再下绿豆，绿豆水开锅后5分钟即可关火，不能煮开花，以免影响治疗效果。

有痰咳不出，用"百花梨汁"来清肺润肺

　　在生活中，有很多令人叫绝的小妙招，它们的材料日常易得，做法容易，效果还很不错。像嗓子里有痰咳不出来，或可以吐痰但是痰量比较多，出现这些症状可以试试喝一些"百花梨汁"。

　　这里用到的食材有梨（洗净不要去皮）、生姜和蜂蜜。喝下"百花梨汁"后，会有一股温热的辛辣感直入喉咙，慢慢喝完，身体会出一层汗，感觉浑身轻松不少，痰也消了。

　　食材　梨2个，生姜一小块，蜂蜜适量。

　　做法　将梨洗净，留皮去核，切块榨汁，生姜切片榨汁；将榨好的生姜梨汁煮开，喝之前加蜂蜜一勺。

肺炎咳黄痰，可吃折耳根煮蛋

　　喜欢吃云贵菜的人，对折耳根肯定不会陌生。它也叫"鱼腥草"（超市、菜市场有售），因气味强烈而得名。它性味辛、寒，有抗菌、抗病毒、提升机体免疫力的作用，是清热解毒治肺的良药，尤其适用于有黄痰、浓痰的情况。

　　肺炎患者可以服用折耳根煮鸡蛋，连汤带鸡蛋一起吃完，对咳黄痰的效果特别好。一般喝三天，黄痰就可以变成正常的白色的痰了。

　　食材　折耳根适量，鸡蛋2个。

　　做法　把折耳根洗净，切成段；放入锅中，加适量水煮开后，再煮5分钟，捞出折耳根，打入鸡蛋，鸡蛋煮熟后关火。

　　温馨提示　为了不影响效果，肺炎患者忌吃辛辣油腻的食物。

自制养肺小零食——核杏丸

养肺可以吃自制的"核杏丸"，里面的食材有核桃仁、甜杏仁、黑芝麻三种，既能治疗肾虚引起的喘证，又能补肺气。

其中的甜杏仁，也叫南杏仁，性味甘、平，无毒，入肺、大肠经，具有润肺、平喘等功效。在使用时注意和苦杏仁，也就是北杏仁相区别。北杏仁中有一种叫作苦杏仁苷的物质，本身没有什么毒性，但进入人体后会转化为有毒物质。如果苦杏仁食用过量，就有可能引起中毒。所以苦杏仁要经过炮制才能入药，而甜杏仁中苦杏仁苷的含量极低，是可以安全食用的。

> **食材** 核桃仁、甜杏仁、黑芝麻的比例为
> 2:1:1。
>
> **做法** 将上述三种食材一起放入研磨机磨碎，磨成细末后调入适量蜂蜜，揉成小丸。
>
> **温馨提示** 不要过量食用，以免引起上火。

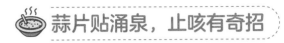

蒜片贴涌泉，止咳有奇招

大蒜既是调味料，又是一味中草药，具有清热解毒、杀菌、驱虫等功效。而涌泉穴位于足底，属足少阴肾经，是人体的一个大穴。

《千金方·针灸下·杂病第七》里讲涌泉穴的第一句就是"主喜喘喉痹"。

在涌泉穴处贴蒜片可以止咳，不仅如此，涌泉穴贴药可以调理高血压、口腔溃疡、月经不调、更年期综合证、慢性气管炎，甚至可以美白祛痘。下面介绍的就是蒜片贴涌泉止咳的小妙招。

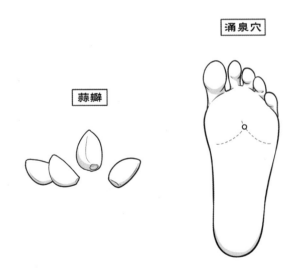

食材　大蒜 1 瓣。

做法　把蒜切成大约一元硬币厚的蒜片，贴到涌泉穴上，用创可贴固定。

温馨提示　贴敷 15 ～ 30 分钟，以局部皮肤红润为度。请勿整夜贴敷，容易出水疱。

用对方法，黄豆水也能退烧

日常生活中感冒发烧的话，也可以考虑使用大剂量黄豆熬出的汤水退烧。《本草纲目》里说黄豆能够"解百毒，下热气"。在大疫中，也少不了黄豆的"身影"。它味甘、性平，入脾胃，有祛湿的功效，也能解表、除烦、宣发郁热，对于感冒头痛、虚烦不眠也有不错的效果。所以"阳后"有低热的话，不妨试一试黄豆水，它属于食疗的方法，平和安全。但要是高烧不退，或是因为急性感染而引起发烧，就不建议用这个办法，应当及时就医。

食材 黄豆1斤，冰糖适量。

做法 黄豆煮水时可多加些清水，大火烧开，转小火熬1小时左右，最后放入少许冰糖。

温馨提示 黄豆无须提前泡发。血糖高的人群可以不加冰糖。

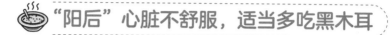

"阳后"心脏不舒服，适当多吃黑木耳

"阳后"觉得心脏不舒服，早搏次数明显多了起来，心率也较往常偏高许多。这些症状的发生与生病期间血管中产生的微小血栓脱不了干系。对此，建议适当多吃黑木耳。

黑木耳归肺、脾、大肠经和肝经，能补气养血、润肺、止血、降压、抗癌。对气虚血亏、肺虚久咳、肺痈咯血、高血压等都有不错的治疗效果。而且黑木耳中所含的多糖成分被人体吸收利用后，能起到止咳化痰的清肺作用。黑木耳中含有的维生素 K，可以辅

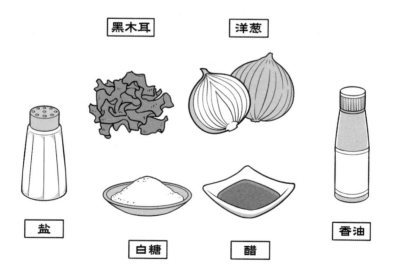

黑木耳　　洋葱

盐　　　白糖　　醋　　　香油

助血栓的防治，经常食用可预防动脉粥样硬化和冠心病的发生。

食材　干黑木耳1把，洋葱1个，白糖、盐、醋、香油各适量。

做法　将干黑木耳用清水浸泡后去掉杂质，焯水后备用；将洋葱洗净切成丝装入盘中；将黑木耳加入洋葱盘内，加适量白糖、盐、醋拌匀，淋少许香油即可。

温馨提示　黑木耳吃法多样，大家可以根据自身口味来吃。平素消化不好的话，也可以选择炖菜喝汤。

"阳后"心悸、胸闷，试试这碗酸甜汤

感染新冠病毒后，许多人有心慌、胸部发闷的感觉，这是由于身体产生了血瘀。此时可以服用好喝的乌梅山楂红枣水。

山楂活血化瘀能力强，乌梅能够滋阴散结，红枣有补血的功效。三种食材搭配在一起，可以活血化瘀补血，而且味道酸甜，十分可口，是"阳后"康复用的理想饮料。

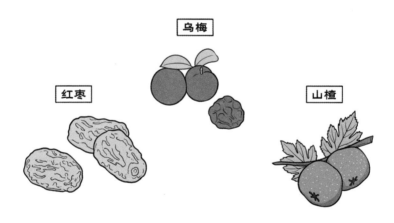

乌梅

红枣

山楂

食材　乌梅 1 颗，红枣 3 颗，山楂 5 片（孕期女性勿放山楂）。

　　做法　红枣掰开去核，和乌梅、山楂一起下入锅中，加 500 毫升水，煮开后再煮大约 20 分钟即可。

　　温馨提示　如果有盗汗的情况，可以把乌梅增加到 3 颗，敛汗功能更强一些。

"阳后"咳嗽、有痰，别忘了黑豆水煮梨片

感染新冠病毒后咳嗽痰多，可以用梨和黑豆煮水，它们有化痰止咳的功效。如果有黄痰，可在黑豆、梨片的基础上再加上一把折耳根一同炖煮。

折耳根有抗菌、抗病毒的功效，对肺痈吐脓、痰热喘咳，以及肺脓疡、大叶性肺炎、支气管炎和尿路感染等，都有不错的缓解效果。

食材 黑豆半碗，梨1个，冰糖少许。

做法 将梨带皮洗净切片，跟黑豆一起放入锅内加水炖煮，水煮开后再煮10～15分钟，加入适量冰糖即可。

温馨提示 煮的时间不能过长，煮好后可代茶饮。

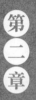

第二章

五官食疗方

01 护眼、防近视的食疗方

补肝、补脾、缓解视疲劳的书生养眼汤

随着电子产品的普及，现代人用眼时间越来越长，加之用眼习惯不良，人们的视力快速下降，年轻人近视、老年人眼睛老化的症状加重。对此，我们可以用

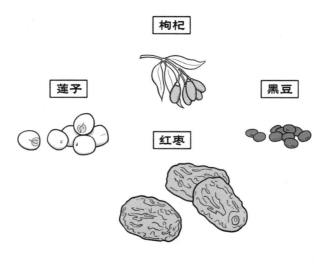

枸杞

莲子

黑豆

红枣

书生养眼汤来改善情况。

　　这是古代书生用来保护眼睛的好方子，交通心肾，补肝，养脾，下心火，对眼睛很有好处，味道也很可口，可以作为护眼食疗的佳品。

　　食材　黑豆100克，红枣4颗，10颗带芯莲子（提前泡发），枸杞30粒。

　　做法　将上述食材一起下锅煮开后，再煮20分钟即可。

　　温馨提示　女性在经期、孕期请勿服用。

眼睛干涩，喝陈皮红枣茶来调理

　　春季五行属木，而肝的五行也属木，所以春气通肝气。春季更容易出现睡眠不好、情绪暴躁、眼睛干涩、口干、口气重等症状。抓住这个时令，好好调养肝脏，可以有效改善体质，增强免疫功能，少生病。

　　陈皮红枣茶有较好的养肝功效，其中的陈皮有理气、调中、燥湿、化痰的作用，自古以来就是人们煲汤养生的常用滋补品。陈皮与红枣"搭档"，就是中医疏肝理气最简版的"逍遥散"。

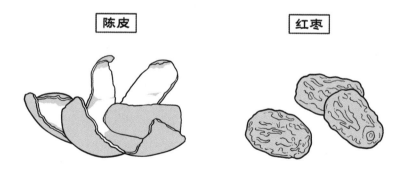

陈皮　　　　　　　　红枣

食材　陈皮 1 ~ 2 克，红枣 2 颗。

　　做法　红枣从中间掰开，不必去核，和陈皮一起加水，煮 15 ~ 20 分钟即可。

　　温馨提示　陈皮不需要买很贵的，中药铺的陈皮就有用，红枣用日常用的大枣就行。

02 口腔、咽喉问题的食疗方

口腔溃疡总复发，用核桃壳、黑豆一起煮鸡蛋

黑豆中含有大豆皂苷等物质，有解表清热和滋养止汗的作用。轻度的口腔溃疡，只须煮黑豆水喝就可以。顽固性复发性的口腔溃疡可以用核桃壳、黑豆一起煮鸡蛋。

注意这里用到的是核桃壳，虽然它不能直接食用，但可以和其他食材一起熬煮，从而发挥积极的作用。它可以清热、解毒、消炎，不但能够缓解口腔溃疡，还能缓解炎症引起的咽喉肿痛。

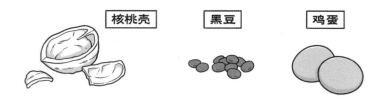

核桃壳　　　黑豆　　　鸡蛋

食材 核桃壳5个，黑豆20～30粒，鸡蛋2个。

做法 把核桃壳、黑豆放入锅里，加适量水，放入鸡蛋，烧开之后再煮20分钟，捞出鸡蛋剥壳，再放入水中，煮15分钟关火，把鸡蛋泡在汤里几个小时。

温馨提示 不喝药汤，只吃鸡蛋，连续吃3～5天。

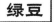 ## 绿豆水冲鸡蛋，专治烂嘴角

　　人们常说，上火生百病。的确，上火会引发咽痛、牙疼、烂嘴角、额头生痘痘等问题，让人十分烦恼。其实在这类情况出现的早期，我们可以用绿豆水冲鸡蛋来缓解。

　　绿豆性味甘、寒，有清热解毒的功效，加入鸡蛋，能够缓解绿豆的寒性，使它变得更加温和，又不会影响清热的功效。不仅如此，绿豆水冲鸡蛋还能为身体补充营养，有助于口腔黏膜的自我修复，对于治疗轻微的口腔溃疡效果明显。

绿豆

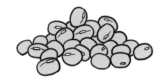

鸡蛋

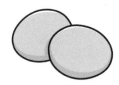

食材　绿豆约10克，鸡蛋2个。

做法　将绿豆淘洗干净，无须提前泡发，大火烧开后，再煮5分钟；把鸡蛋打散，用刚刚烧开的绿豆水冲鸡蛋饮用。

温馨提示　剩余的绿豆可作他用。一般服用三天就有效果。

上火、牙疼，试试胜过消炎药的"下火方"

俗话说，"牙疼不是病，疼起来真要命"。很多人上火牙疼后，第一时间想到的是去买消炎药服用，但不一定会有效果，这时不妨试试这个简单安全的"下火方"，主要用到竹叶、绿豆和鸡蛋，吃一天一般就可止疼。其中竹叶有清心除烦、利尿通淋的功效。

这也是通用的下火方子，针对口腔上火效果特别好，对咽痛、牙疼、烂嘴角、额头生痘痘等也有不错的效果。

食材 竹叶10片，绿豆30粒，鸡蛋1个。

做法 将竹叶、绿豆一起加水煮开后，再煮10分钟即可，熬出来的水用来冲鸡蛋花（先将鸡蛋打散，之后加入开水烫熟）。

温馨提示 竹叶药店有售，也可选择新鲜竹叶。经期、孕期女性请勿服用。

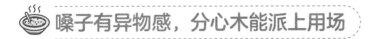

嗓子有异物感，分心木能派上用场

很多人都有过这样的感受：总觉得嗓子里有异物，咽不下去又吐不出来，十分难受。这种咽喉部的异物感并不是慢性咽炎，对于这种症状，中医是这样描述的："咽中如有炙脔，咽之不下，吐之不出。"意思就是好像有一块黏糊糊的小肥肉贴在咽部，咽也咽不下去，吐又吐不出来，给人一种堵塞感，中医叫它"梅核气"。

对于梅核气，可以通过穴位按摩和食疗来缓解。食疗会用到分心木，也就是核桃内的干燥木质隔膜，有健脾化痰、降气化浊的功效。用它来泡水代茶饮，一段时间后会收到很好的效果。

食材 分心木 10 克。

做法 将分心木放入杯中，用适量开水冲泡，并焖 3 分钟。

温馨提示 如果老年人出现咽部异物感，要特别检查一下有没有患癌症。中年人如果一直有这种情况，也要咨询专业医生。

鼻子经常出血，用生姜炒炭泡水

　　鼻出血在中医上被称为鼻衄，一般对于突如其来的鼻出血，我们会把卫生纸卷成小团，塞进鼻腔来止血，但这种方法止血效果差，还可能造成卫生纸堵塞呼吸道。那么，有没有更加安全有效的止血方法呢？这里推荐用生姜炒炭泡水来减少发作。生姜有止呕降逆的功效，炒炭后可以温经止血、温脾止泻，并能降低流鼻血的发作频率。

　　这里提到的"炒炭"是中药炮制的一种方法，就是把要炮制的中药放进烧热的锅内，用大火炒至外呈焦黑色、内呈老黄色，这样能够增强药物的止血作用和收敛功效。

食材 生姜3片。

做法 炒炭到半炭半生状态，开水煮开喝水，喝一周左右。

温馨提示 可以加冰糖。经期、孕期女性可以服用。

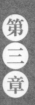

第三章

消化系统
常见不适的
食疗方

01 消化不良的食疗方

积食急救法：葱姜萝卜剁碎敷肚子

老年人吃了肥甘厚腻、难消化的食物如糯米、大肉等，容易积食（民间称为"吃住了"），会出现食欲不振、腹胀、胃不舒服等症状，甚至还有发烧的情况。对于心血管病人，其还可能诱发心脏病，所以不能小觑。

对于这类情况，有个安全的急救方法——用葱、姜、萝卜敷肚子，使用后排气排便，症状就会有所缓解。小儿积食加受寒引起的发烧，用此方法也能帮助退烧。

食材 生姜、葱、萝卜各等份。

用法 把生姜、葱、萝卜切成碎末，加热后，敷在肚子上。

温馨提示 也可以把葱、生姜、萝卜切碎，用布包好，微波炉加热，热敷肚脐。

脾虚有"齿痕舌"，让苹果冬瓜姜汤来帮忙

中医认为脾主思，思虑过重会伤害到脾，身体的能量耗费越多，脾气就越虚，阳气也会减弱，身体内的水湿运化能力就会变得低下，肚子上的"肉肉"就会逐渐堆积起来，这种情况反映在舌头上，会出现舌边有齿痕，也就是"齿痕舌"。

对于"齿痕舌"，可以用苹果冬瓜姜汤来改善，它用到的都是常见的食物，既安全又便宜，效果也很明显，服用后会感觉舌头"小"了一圈，说话吐字非常利索。

食材　冬瓜50克，苹果1个，生姜3～4片。

用法　将冬瓜、苹果洗净，苹果削皮切丁，冬瓜削皮切块，加入姜片，再加适量水，煮约20分钟，吃冬瓜、苹果，还要喝汤。

温馨提示　冬瓜皮利水、消浮肿的效果也很好，我们可以用洗净的冬瓜皮和苹果皮，装入无纺布包，与冬瓜肉、苹果、生姜一同煮水，煮好后取出无纺布包扔掉，不吃皮，喝汤吃果肉就可以了。

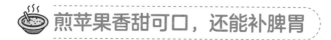
煎苹果香甜可口，还能补脾胃

　　苹果内含有鞣酸和果胶，鞣酸具有收敛止泻的功效，而果胶在熟制后也有收敛和止泻的作用。所以脾胃虚弱的人可以试试煎苹果，能够很好地补脾胃，对成人大便不成形、小儿长期腹泻等都有效果。

　　有的人大便不成形有一段时间了，吃了几次煎苹果后，发现舌苔不再黏腻，也没有过去那么白，这说明体内的"积滞"已除。

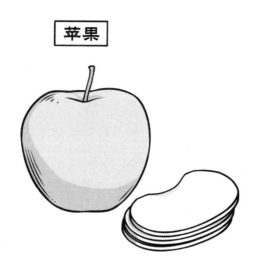

苹果

食材　苹果1个。

　　做法　苹果洗干净、切片，放入干锅中，煎到表面焦黄即可。

　　温馨提示　可以用电饼铛来煎，煎的时候不要放油。

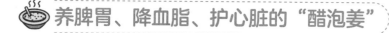

养脾胃、降血脂、护心脏的"醋泡姜"

生姜生用发散，熟用和中。姜汁可化痰止呕，姜皮性凉，可利尿消肿，对肺、心、胃、脾四经都有益处，可以说生姜是极经典的药食同源的养生之宝。

《论语·乡党》中有言："不撤姜食，不多食。"也就是说，孔子一年四季的饮食都离不开姜，但是会把握"度"——不大量吃。现代也有一位"不撤姜食"的国医大师——路志正老先生，他生于1920年，年过百岁依然头脑清醒、身体康健的秘诀就是：中年之后，每日早晨都吃几片醋泡姜，以祛寒湿、降血脂、养脾胃、护心脏，一年四季从不间断。

食材　生姜1块，面粉、小苏打粉、米醋各适量。

做法　用面粉调一碗面粉水，放入姜，浸泡10分钟，再清洗干净；用小苏打粉调一碗水，再把姜清洗一遍，无须浸泡，之后晾干备用；将生姜切片，放入干净的容器中，加醋，密封放入冰箱一周。

温馨提示　制作时用小黄姜、嫩姜均可。每天早饭时可以吃两片醋泡姜。

山楂麦芽茶，给脾胃"减减负"

现在人们喜欢到外面聚会就餐，虽然放松了心情，但给脾胃增添了不少负担。这时候就可以采用一个消食小妙招——山楂麦芽茶。

其中，山楂有消食健胃、行气散瘀的作用，可用于化肉食积滞，对胃脘胀满、泻痢腹痛、瘀血经闭、产后瘀阻、心腹刺痛等也有效果；炒麦芽能和中、消积、下气，很适合脘腹胀满者食用。

食材　生山楂、炒麦芽各 10 克。

做法　将山楂、麦芽混合后，加适量水煎煮。

温馨提示　每日 400 毫升，代茶饮。孕期慎用山楂。

一碗香浓解腻汤，唤醒你的胃动力

　　鸡蛋白汤是流行于鲁西南的一种"轻药膳"，有些地区称作"面水""鸡蛋甜汤"，有和胃健脾、唤醒胃动力的作用，尤其适合逢年过节吃得过于丰盛的时候喝上一小碗。

　　它的主要食材只有两个，其中面粉有养心益肾、除热安神的功效；鸡蛋有滋阴润燥、养血安胎，以及治热病烦闷、燥咳声哑的功效。处于生理期的女性还可以在汤中加点红糖，味道更加可口。

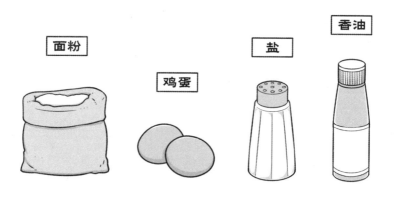

面粉　　鸡蛋　　盐　　香油

食材　面粉2汤匙，鸡蛋2个，盐、香油各适量。

　　做法　面粉中加入清水搅拌到没有结块；将2个鸡蛋打散备用；锅里倒入适量的水，将水烧开后，倒入面粉水，同时快速搅拌成清糊状，防止面粉结团；面粉汤烧开后洒入鸡蛋液；关火前放适量的盐和香油。

　　温馨提示　也可以不放调料就这样喝，养心除燥。

02 便秘、腹泻的食疗方

 慢性肠炎小妙方：炒薏米仁 + 大米

　　在生活中，有的人只要吃了不合适的食物，马上就会拉肚子；也有人一感到精神紧张就会腹泻难忍。如果病程较长，往往是患上了慢性肠炎。这是一种常见的消化道疾病，除了拉肚子外，还会有恶心、腹痛等症状。中医在治疗时，有一个简单的办法，就是炒薏米仁和大米，然后用来泡水。

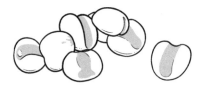

薏米

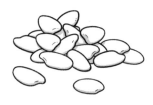

大米

薏米仁有健脾、补肺、清热、利湿等功效，炒制不但不会破坏这些功效，还会减少薏仁的寒性，体寒的人也可以服用。大米炒过后也有健脾益气、清热祛湿的作用，而且容易消化吸收。

食材 薏米仁和大米的比例为 1:1。

做法 先炒薏米仁，炒到发黄为止，再加大米，把大米也炒到黄黑色，装瓶保存。

温馨提示 容易上火的人群可以减量泡饮，泡过的炒米可吃可不吃。

老人便秘：十个红枣煮汤

人上了年纪，大便问题多，而大便问题直接影响心脏，所以一定要重视保持大便通畅这件事。老人大便呈球状，是阴血不足，养血才能润肠道。古人形象地将肠道比喻成河，而大便如舟，养血就是在"增水行舟"。为此，可以用红枣煮汤，能够起到养血、改善便秘的作用。

这个方子也适用于治疗孕期便秘的孕妈妈们。孕妈妈们大都经历过"孕期四苦"：吃不下、睡不着、憋不住、拉不出。其中，孕期便秘因为危害较大，堪称"四苦之首"。这时候用红枣煮汤，可补阴血、润肠道，帮助排气排便。如果服用后情况还不见改善，就可以加半个苹果（一起煮），如果大便偏干硬，可以把苹果换成一小把黑豆。

食材 红枣 10 个。

做法 将红枣撕开、去核，放入锅中，加水，煎成浓汤服用。

温馨提示 耳朵属肾，老人便秘多是肾虚的原因。所以老人便秘的时候，塞住耳朵眼有很好的效果。

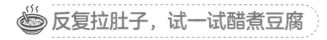 **反复拉肚子，试一试醋煮豆腐**

　　平常拉肚子，可以吃醋煮豆腐，疗效很好。这个办法出自《普济方》："（休息痢）醋煎白豆腐食之。"其中豆腐有和脾胃、消腹胀、益气宽中、生津润燥、清热解毒的功效；醋有开胃消食、化瘀止血的功效。两者一起用，能够健脾和胃、益气消食散瘀，尤其适合缓解肠胃不和、湿毒留滞导致的反复拉肚子。

　　吃醋煮豆腐的同时，还可以烧半头蒜一起吃。大蒜的止泻作用也很明显，《本草新编》就指出，大蒜能"解毒去秽，除疟辟瘟，消肉消食，止吐止泻"。

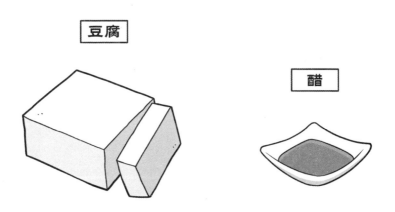

豆腐

醋

食材　豆腐一小块，醋适量。

　　做法　把豆腐切块，放进锅里，加适量水，先炖煮 10 ~ 15 分钟，关火前放醋即可。

　　温馨提示　也可以烧半头蒜拌着吃，大蒜也有明显的止泻作用。

降压通便的醋炒决明子

改善便秘情况，有一个比较好的中药，就是决明子，它味甘、苦，性寒，微咸。能够明目、降压、通便。不过也因为它过于寒凉，需要经过炮制（中医炮制决明子有几种方法，如醋制、炒制、火灸和酒制等），让它的寒泻之性减弱。

用醋炒决明子，可以入肝经，炒出来有种咖啡的味道，口感好，有利于长期服用。

食材　决明子、醋各适量。

做法　将决明子放入锅中，加入适量醋翻炒，炒至表面颜色改变（不要炒焦），出锅后摊凉。服用时取适量炒过的决明子，放入杯中，开水冲泡即可。

温馨提示　决明子性寒，脾胃虚寒、脾虚泄泻、低血压患者不宜服用。

红糖 + 白糖 + 鸡蛋，好吃还能止腹泻

鸡蛋营养丰富，含有蛋白质、脂肪、卵黄素、卵磷脂、维生素和铁、钙、钾等人体所需的矿物质，以及八种人体所需的氨基酸，如今已成为餐桌上最常见的食品。

中医里把鸡蛋称为"鸡子"，认为鸡蛋有滋阴润燥、养心安神、补血安胎、濡燥除烦的功效。其中，鸡蛋黄入心经、肾经，有滋阴润燥、养血息风、治心烦不得眠的作用。鸡蛋白则有润肺利咽、清热解毒的功效，常用于治疗目赤和咳逆等症。鸡蛋的吃法多种多样，烹调手段也各不相同，这里介绍一种能治疗早期腹泻、慢性腹泻的吃法，就是用红糖和白糖来煮鸡蛋。这样做不但好吃，还有较好的疗效。

食材　鸡蛋 3 个，红糖、白糖比例 1∶1。

做法　红糖和白糖等比例混合均匀，煮 3 个鸡蛋，蘸混合好的糖趁热服下。

炒糯米＋小米熬粥，缓解慢性腹泻

炒糯米＋小米熬粥对缓解慢性腹泻有很好的效果，没有禁忌证。糯米有健脾益气的功效。《全国中草药汇编》记载糯米"主治下痢禁口，久泄食减"。《名医别录》也指出："（糯米）温中，令人多热，大便坚。"所以有腹泻症状的人，服用糯米可止泻。

而炒糯米能补中益气、健脾祛湿，帮助消化，对于消化不良、腹泻便秘等有治疗效果。炒小米可健胃消食、健脾祛湿，并能使人体精力更加充沛。

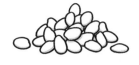

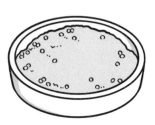

食材　糯米、小米各适量。

做法　将糯米、小米按 10:1 的比例下入干锅，炒至稍黄；再加入等比例的生糯米，整体炒糯米、小米、生糯米的比例为 10:1:11；加适量水熬粥。

温馨提示　一天喝一碗，坚持一周，有效的话坚持喝，1～2个月可以康复；假如没有效果，说明这个方法对你不适合，可以换用别的办法。

03　胃部不适的食疗方

烧心、反酸、口气大，嚼一点生的白芝麻

烧心、反酸是常见的胃部不适症状，一般嚼碎服用白芝麻可以改善反酸问题。白芝麻性平味甘、入肾经，有补肾的功效。《黄帝内经·素问·水热穴论》里谈到"肾者，为胃之关也"。肾气不固就会导致胃气上逆而反酸。胃中的浊气上冲于口中，就会形成口气或口臭。而吃芝麻可以帮助胃"关门"，正常情况下胃气不上逆，则胃酸和口气就会减少。

还有一个办法就是嚼碎四五颗生黄豆咽下，可以迅速消除烧心和反酸。另外，平时有这些症状的人可以用芝麻黄豆打豆浆，经常服用。

食材　1～2汤匙生白芝麻或黑芝麻。

　　做法　嚼食即可。

　　温馨提示　孕期反酸呕吐，吃白芝麻也是有
用的。

对胃寒胃疼很有效的"蒸白胡椒枣"

　　白胡椒、红枣都是厨房里的常见食材。一阳一阴搭配在一起，白胡椒能温中散寒；红枣可缓急补血、厚肠胃，对缓解胃寒、寒痰留饮、胃胀胃痛的效果都很好。胃溃疡、十二指肠溃疡患者也可常服这款药枣来养胃。

　　厨房里对胃有好处的食材还真不少，土豆也可以治疗消化道溃疡（胃溃疡、十二指肠溃疡）。我们可以把土豆捣碎，加水过滤出淀粉水，把淀粉水使劲熬煮干（烘干也可），直到出现黑色小渣渣（不是熬糊了）。把小渣渣捣碎，每次吃一点，3~5个土豆的量就可以见效。

　　食材　红枣、白胡椒粒各适量。

　　做法　将红枣去核，每个红枣塞入白胡椒粒2~3粒，上锅蒸约30分钟后，即可凉温吃枣。

　　温馨提示　白胡椒粒可循环使用，也可塞入白胡椒粉，用白胡椒粉时可以连带一起吃。

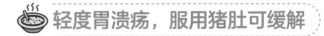
轻度胃溃疡，服用猪肚可缓解

对于平日有慢性胃溃疡的人群而言，可时常服用猪肚，对轻度胃溃疡有一定的治疗效果。这种食疗方法源自中医"以脏补脏"的观点。这是药王孙思邈通过长期临床实践，从中观察和总结出的经验。

从生物学的角度来说，这些脏腑的结构和成分与人体脏腑之间存在共同的特点，也容易产生"同气相求"的效果。而猪肚性味甘温，中医认为能补虚损、健脾胃，治虚劳羸瘦、尿频、泄泻、水肿脚气、妇人赤白带下、小儿疳积等症。

食材 猪肚1个，生姜、盐各适量。

做法 将猪肚洗净焯水，将生姜切成厚片；取三片生姜与猪肚一起放入锅中，加适量清水，炖煮半小时以上，至猪肚软烂捞出；将猪肚切片，蘸盐食用。

温馨提示 不能吃猪肚的人群也可以考虑使用羊肚，它性味甘温，与猪肚一样，能补虚损、健脾胃，可治盗汗、尿频。

04 肝胆疾病的食疗方

出现结石不要慌，解馋"零食"助化石

胆结石是一种常见多发病。现代研究认为，两餐之间空腹时间大于 12 小时的人，胆结石的发病率也会提高。而常吃高脂肪类食物，也很容易使胆固醇结晶。此外，当身体内的激素产生变化时，胆汁排除不畅，也容易形成结石。

在中医看来，胆结石发病人群大多存在肝气郁滞、肝胆湿热、肝郁脾虚的情况，而割除胆囊并不能阻止结石的发生。那么得了胆结石，有什么方法可以帮助化结石吗？答案是肯定的，下面这个民间食疗方法，用到了核桃仁、芝麻油和冰糖，既可解馋，又可化结石。

食材　核桃仁、芝麻油、冰糖等比例。

做法　将以上三种食材等比例混合，放入料理机打碎；上锅蒸至冰糖融化；凉凉后装瓶密封。

温馨提示　每次吃 2 汤匙，每天 1 次，饭前饭后服用均可。

保肝护肝的食疗方：煮木耳拌冰糖猪油

黑木耳的营养成分比较高，食用后能起到补充营养、调节肝脏代谢、减轻肝脏负担的作用，与冰糖、猪油同用，对肝硬化有一定的疗效。

有患者尝试过这个方子，多数时间是早晨空腹食用，有时候一边吃主食，一边吃木耳，也有时候吃三天停一天。两个月后，肝硬度从 11kPa 降到 7.6kPa，可见这方子确实有效。现在很多人动不动就熬夜，无形中损害了自己的肝，为了保肝防病，就可以多吃这款煮木耳拌冰糖猪油。

食材 黑木耳、冰糖各适量，猪油少许。

做法 将黑木耳和猪油放入锅内，加适量水，煮 15 分钟，关火前加冰糖。

温馨提示 根据自己的饭量，吃多吃少都可以。不能吃猪油的可以不加，但是效果会差一点。

第四章

常见皮肤
病/外伤的
食疗方

01 常见皮肤病食疗方

 ## 醋蛋液用途广，外涂可治神经性皮炎

醋蛋液的用途很广，内服对心血管有很好的保健作用，外涂则对皮炎等有明显治疗效果，对神经性皮炎的治疗效果尤其突出。

泡好后的蛋黄会变得紧实，内服时如果用冲蛋花的方法，蛋黄可能不容易熟。可以考虑打散后分次做熟了再吃。外用则直接调匀了外涂皮肤局部即可。

食材　鸡蛋5～6个，米醋适量。

做法　将准备好的鸡蛋和玻璃瓶分别洗净、晾干；将鸡蛋放入玻璃瓶内后，倒入9度米醋（米醋不限品牌），醋液要完全没过鸡蛋；在室温下存放5～7天就泡成了（泡好后的鸡蛋蛋壳溶解，仅留薄膜包裹）。

　　温馨提示　在泡制的过程中，鸡蛋体积会有所膨大，因此鸡蛋的数量不要过多，以防无法从瓶中取出。醋和蛋的总量占瓶子七分满即可。泡制的过程中会有气体产生，在盖瓶盖时需要留一些缝隙方便气体排出。

土豆片外敷，解决湿疹难题

　　夏天多湿，湿疹比较多见。解决湿疹，有一个简便的办法可以试一下，就是用土豆片来外敷。每天敷2～3次，对轻微的湿疹很有效。

　　另外，打针以后，皮下易出现结节（注射性硬结），贴土豆片对其也是非常有效的。在门诊中，用来治疗结节性痤疮及瘢痕增生也有效。

土豆

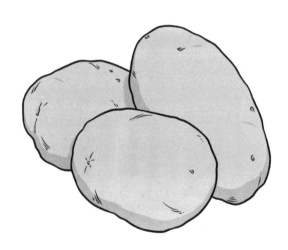

食材　土豆1个。

用法　把土豆剥去外皮切片，用土豆片敷在患部，固定几小时。

温馨提示　也可以用土豆汁涂抹湿疹。

米醋对付"灰指甲"，安全又有效

米醋是很好的中药，用醋炒的中药可以入肝经，起到疏肝行气的作用；外用也有很多好处，如用醋来泡脚，可以治疗脚气和灰指甲，也可以在醋中加一点盐，效果会更好。

我习惯用醋炒决明子，有明目通便的功效。此外，常服用醋对缓解"三高（高血脂、高血压、高血糖）"的症状有很好的效果。

食材 米醋适量。

做法一 把灰指甲泡在米醋里 10 ~ 15 分钟。

做法二 把米醋滴在创可贴上，每晚临睡前用创可贴把灰指甲包好，次晨取下。

温馨提示 用米醋来对付灰指甲是一个安全妥当的办法，但需要坚持一段时间。用白醋和其他类型的醋也可以，但米醋效果最好。

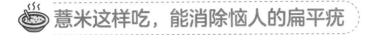

薏米这样吃，能消除恼人的扁平疣

扁平疣长在身上很影响美观，尤其脖子上生出很多"小啾啾"，更是让人苦恼。其实我们可以通过长期服用薏米山药红枣粥来消除它。

这个方子用到了薏米，它对消除身上赘生物的效果很好。如果体质寒凉，可以把薏米炒黄后再用，也会有效（炒制以后可以克制它的寒性）。而且薏米是抗癌食品，对于消化道癌辅助疗效非常好，所以我们不要因为它有一点寒凉就不使用它。

食材 山药50克，红枣50克，薏米150克，三者的比例为1：1：3。

做法 山药切块，红枣切碎。薏米洗净，放入锅中，加足量的水，放入山药、红枣，一起熬至粥黏稠即可。

温馨提示 也可以每次服用10克薏米粉。女性在孕期不要服用薏米。

蒜泥外敷，轻松消除跖疣

很多人得过跖疣。它与鸡眼类似，有的长在脚底板，有的长在手掌上，不仅触碰会引起疼痛，给人行动上带来不便，还非常影响美观。

其实跖疣的治疗过程也可以很简单，我们可以去网上买那种小小的鸡眼贴，但是把里面的药取出来，只用装药的壳。然后把蒜泥放入鸡眼贴的壳里，固定在有跖疣的地方。保持一晚上。白天可以拿掉。这样过 3 ~ 5 天，会感觉疼痛，但是可以忍受。7 天后跖疣的黑色部位会变大，接触大蒜的部位整体变黑。可

大蒜

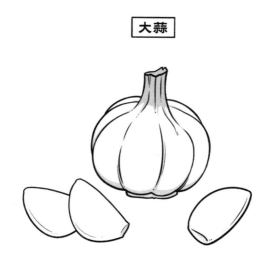

以停几天。然后重复。大概 14 天的时候，跖疣的部位就变得很硬很黑了，而且边缘有脱落的痕迹。此时就可以停止敷大蒜，等待跖疣自然脱落了。全程 21 ~ 30 天。没有任何副作用，过后也看不到痕迹。

食材　大蒜 2 瓣。

做法　将大蒜捣成蒜泥，填入鸡眼贴的壳中，敷在跖疣处即可。

温馨提示　有艾灸条件的，可以在取下之后再艾灸三分钟，这样见效会更快。

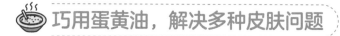

巧用蛋黄油，解决多种皮肤问题

我们可以将鸡蛋黄炒至出油，外涂鸡蛋油可以治疗各种皮肤病如头癣、体癣、足癣、甲癣等，对治疗皮肤的裂口如肛裂、口唇裂、哺乳期乳头裂也很有效果。

内服对治疗小孩单纯性消化不良效果好，加蜂蜜后对心脏病、冠心病、心肌梗死患者后期康复有很好的疗效。我们在平时煎鸡蛋的时候不妨有意地把蛋清和蛋黄分开，把鸡蛋黄多煎一会儿，可以产生一些油，对心血管的保健很有好处。

鸡蛋

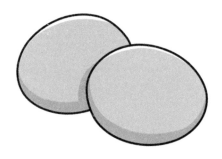

食材　鸡蛋5个。

　　做法　鸡蛋煮熟后剥壳，把蛋黄和蛋清分开；把蛋黄放在锅里炒（不放油），一直炒到蛋黄变成黑炭冒浓烟的时候，鸡蛋油就炼出来了。

　　温馨提示　炼制出蛋黄油后，可以装入玻璃瓶内，放置于冰箱保存，方便随时取用。

改善皮肤干裂的"润肤汤"

春天到了，很多人的手足部皮肤容易干裂，严重的时候还会裂口出血，影响正常的行动。这时候可以用厨房食材红枣、生姜、花椒、米醋熬成一道"润肤汤"，来改善皮肤干裂。

这个方子是中医"桂枝汤"的变种，"桂枝汤"主营卫不和。当"血"不能够发汗到肢体末端，手足部的皮肤就容易干燥，并且容易开裂，运用"桂枝汤"浸泡皮肤局部，可以使汗发到表面。当气血能输送到表面之后，皮肤自然润泽，就不会开裂了。

食材 红枣5颗（劈开），生姜3片，花椒1克，米醋适量。

做法 将红枣、生姜、花椒加水，一起煮开后关火；倒入适量米醋，趁热浸泡手足以及皮肤干燥或开裂的部位，每日一次。

温馨提示 还可以单独用花椒泡脚，去脚臭的效果特别好。

吃鱼虾后长荨麻疹，喝紫苏汤解毒防敏

紫苏是有着两千多年历史的中国原产植物，也是药食同源的佳品。紫苏叶辛温，可解肌发表、理气宽中。外感风寒，抓几克干紫苏叶用沸水冲泡后喝下，身体很快就能发汗散寒。紫苏叶还有一种独特的香味，做成配菜或加工成酱菜能够去腥、解腻、抑菌、开胃。

此外，紫苏叶还能解鱼虾蟹"毒"，防瘀血、过敏，缓解吃鱼虾蟹之后出现的荨麻疹。因此，吃海鲜时不妨配上一盏紫苏汤，既美味，还能防止腹痛、吐泻。

食材 干紫苏叶5～10克，或鲜紫苏叶15～30克。

做法 将紫苏叶放入茶包袋中，系好袋口，用开水煮沸5分钟即可关火，凉温饮用。

温馨提示 紫苏叶入水不能久煮，以免降低药效。

去肿块、消炎、散结，土豆功劳大

　　土豆不仅能够食用，还是一味中药材，有补中、健脾、消炎、软坚散结的作用。

　　平时，不论是炒土豆还是拌土豆，只要土豆稍微断生就可食用，又好吃又有保健作用。此外，缓解肿块、发炎、结节等症状，只要是其没有破溃，都可以用土豆外敷。

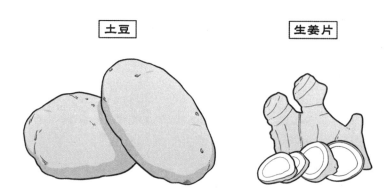

土豆　　　　　生姜片

食材　土豆和生姜的比例是 8∶2。

做法　将土豆、生姜一起捣成泥，外敷患处。

温馨提示　患者局部有破溃就不要用这种方法了，容易导致感染，没有破溃可以使用。另外要注意，长芽的土豆不能用。

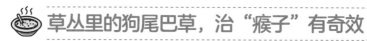
草丛里的狗尾巴草，治"瘊子"有奇效

　　天生万物皆有用，一草一木在中医眼里都可能是药，草丛里的狗尾草就是好药。在日常生活中，有些人的身上总会出现一些难看的"瘊子"，其实就是寻常疣，去医院治疗往往会反复发作，这时就可以尝试用狗尾巴草穿过瘊子底部来治疗。

　　狗尾草有除热、利湿、消肿、祛风明目的功效，外用治寻常疣见效很快，《本草纲目》就提到："主治疣目，贯发穿之，即乾灭也。"

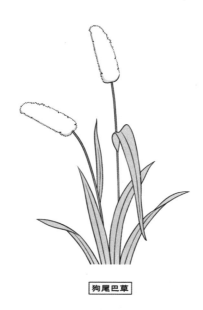

狗尾巴草

食材　狗尾巴草适量。

　　做法　把狗尾巴草的细茎比较嫩的部分剪下来，穿过瘊子底部，穿几次瘊子就会自然脱落。

　　温馨提示　由于个人体质、操作手法等不同因素影响，效果可能存在差异。

02 常见外伤食疗方

 简简单单的滚鸡蛋，能够减轻肩颈疼痛

　　滚鸡蛋能够治疗多种疾病，虽然它不是万能的，但它却是我们在生活中可以尝试的低成本、高效率地解决一些小毛病的方式。比如，肩颈疼痛难忍就可以用滚鸡蛋的方法来缓解。另外，滚鸡蛋也能够促进局部血液循环，起到消肿化瘀的作用。

> **食材**　鸡蛋2个或2个以上（方便轮流使用）。
> **做法**　将鸡蛋煮熟，先不剥皮，用布或纸巾垫着滚疼痛处，待温度适宜时剥皮滚，凉后可再加热，接着使用。
> **温馨提示**　为防止鸡蛋剥皮时不完整，可以

将鸡蛋煮老些（15分钟以上），并用凉水拔一下。需要注意，当天的鸡蛋只能当天使用。用过的鸡蛋直接扔掉即可，不能食用，也不要喂给小动物吃。

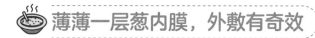
薄薄一层葱内膜，外敷有奇效

在我们的生活中，藏着不少"鲜药"，如葱内膜就有很多奇特的功效。葱性味辛温，入肺、胃经。可解肌发汗、散风寒、通利阳气、行瘀止血、消肿解毒、消炎生肌。葱善通阳气，能活血消瘀止痛。如果身体某些部位被砸伤，就可以外敷葱内膜，能够起到缓解局部疼痛的效果。

如果把葱内膜敷到乳腺发炎的部位，硬结也会很快软化，疗效之迅速让人惊叹。在闭合性痘痘早期出现的时候，用葱内膜外敷，消退效果也很好。

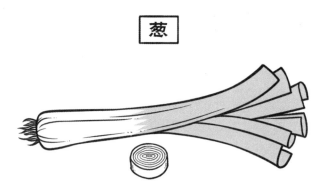

葱

食材 葱1根。

做法 从葱头部位剥一片新鲜的内膜，敷在患处，外面可以用创可贴固定。

温馨提示 身体有跌打损伤痛或扭伤，疼痛剧烈的，可以把葱切段，干炒到极热，用布包好热熨局部，有止痛的效果。手指扭伤、挫伤、挤伤，也可以套个葱管缓解疼痛。

常见
慢性病的
食疗方

缺铁性贫血，喝黑红汤食疗

缺铁性贫血是一种慢性疾病，不少患者会有皮肤及黏膜苍白、体弱无力、头晕心悸、头发干枯脱落等症状。

如何改善贫血状况呢？中医讲究虚则补之，缺铁性贫血可以喝黑红汤，用到的食材有红枣、枸杞、花生和黑木耳。此汤能够补铁补血，对缺铁性贫血有辅助治疗的效果。

食材 红枣、花生、枸杞、黑木耳的量等比例（或者根据自己口感调整比例）。

做法 将上述食材一起加水煮汤，开锅后再煮15分钟。

温馨提示 一天一小碗，喝几周查指标，看看有没有好转。孕妇也能喝。

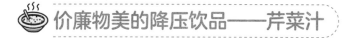

价廉物美的降压饮品——芹菜汁

芹菜算是价格不贵又好处多多的蔬菜了，中医认为芹菜性味甘、微苦、凉，入肝、胃二经，具有平肝凉血、清热利湿的功效。其中所含的芹菜素具有降压安神的作用，可舒张血管，预防动脉粥样硬化，辅助降血压，缓解眩晕头痛、目赤等症，对缓解便秘的效果也不错。

有患者反馈，低压正常，高压连续两天在 165 ~ 170kPa，这时他把芹菜榨出汁，每天服用一小碗，两天后血压降到了 145kPa，说明芹菜汁是有一定降压效果的。

食材　芹菜适量。

做法　芹菜茎切小块，少量多次放入榨汁机中，榨出芹菜的汁水即可。

温馨提示　每日服用 3 次，每次 30 ~ 40 毫升，可以日常代茶饮用。

盐水冲鸡蛋，天然的"降糖药"

　　糖尿病已经是一种非常常见的疾病了。关于糖尿病，我曾用过很多验方，对其中一个预防和保健的处方印象特别深刻，因为它的方法十分简单，效果也很不错，这就是盐水冲鸡蛋。

　　这个处方对人无害，想要降血糖的话可以试一试。有患者连续服用三天，原本早晨空腹血糖在 7mmol/L 以上，服用后降到了 5mmol/L。当然由于个体差异，每个人服用后的效果不尽相同，大家可以尝试一下，无效再换其他方法。

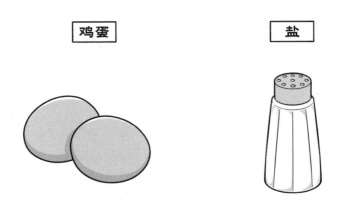

鸡蛋　　　　　　　　盐

食材　鸡蛋1个，盐适量。

　　做法　清晨把鸡蛋打入碗中，搅匀成蛋液；在清水烧开后加一撮盐，再用加了盐的滚水将蛋液冲成鸡蛋花，边冲边搅拌。

　　温馨提示　这个方子对口腔溃疡也有效果。

萝卜榨汁，助消化还能降血糖

萝卜能够下气消中，消积滞，改善胸闷气短、食欲减退、咳嗽痰多等症状。对糖尿病人来说，萝卜也有不少好处。

糖尿病人可尝试用鲜萝卜打碎榨汁，每天服用一杯（100毫升左右），能很好地控制血糖。我在出诊的时候，常用这个小方法辅助治疗糖尿病，效果很不错。服用一周，血糖降下来可以接着服用，没有效果就不要使用了。

食材　青萝卜或白萝卜（带皮）2根。

做法　把鲜萝卜打碎、榨汁。

温馨提示　要带皮榨汁。饭前和饭后都可以服用。

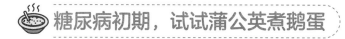

糖尿病初期，试试蒲公英煮鹅蛋

糖尿病初期可以食用蒲公英煮鹅蛋，吃鹅蛋喝汤，每天1个，连吃7天，没有禁忌证。蒲公英属于临床常用的清热类药物，具有清热解毒、消肿散结、利尿通便等功效。而鹅蛋不但能够为身体提供优质蛋白质，还含有丰富的卵磷脂、维生素和其他矿物质。

两者同用，对糖尿病能够起到食疗作用。有患者血糖在9mmol/L以上，连续4天服用蒲公英煮鹅蛋，空腹血糖降到了6mmol/L，可见确实有效。

食材　蒲公英10克，鹅蛋1个。

做法　把蒲公英、鹅蛋放入锅中，加适量水，大火煮开后转小火再煮20分钟。鹅蛋煮熟后捞出，待温时剥壳，倒入蒲公英水，泡一会儿再吃。

温馨提示　蒲公英水可喝可不喝。

控"三高"，小茶饮来帮忙

随着生活水平的提高，心脑血管疾病的发病率也越来越高，最常见的就是高血压、高血脂、高血糖了。"三高"不仅会造成血液黏稠，引起冠心病、血管斑块、心肌缺血、心绞痛，诱发胆结石和胰腺炎。其中高血糖还会导致肾功能受损和多器官病变，后果严重。

为了控"三高"，平时可常服这款小茶饮。其主要包括山楂、白菊花、决明子、茯苓、炒麦芽。山楂可以消肉去脂肪；白菊花有通血管的作用；决明子可畅通大便，对预防动脉粥样硬化有帮助；茯苓利水渗湿、健脾宁心；炒麦芽行气消食、健脾开胃。整个组方中正平和。

食材 干山楂片 10 片，白菊花 3 朵，决明子 2 克，茯苓 2 克，炒麦芽 3 克。

做法 将上述食材加水煮开后，再煮 15 分钟即可，凉温后代茶饮。

温馨提示 不必每天喝。经期、孕期女性请勿服用。

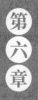

第六章

日常保健
养生的食疗方

滋阴长寿汤：冰糖冲鸡蛋花

中医认为"扶阳者昌，奉阴者寿"。这提醒着我们，滋阴让人长寿，而每天早上冲一碗鸡蛋花是很好的滋阴润燥的法子。因为阴不足引起的皮肤干燥、失眠、便秘、口舌生疮等，喝了鸡蛋花都会得到缓解。

不仅如此，服用冰糖冲鸡蛋花还能改善睡眠。这在中医里也是有根据的，张仲景《伤寒论》中的黄连阿胶汤方，被誉为"失眠神方"，里面就用到了鸡蛋黄。

食材　鸡蛋1个，冰糖适量。

做法　把鸡蛋打入碗内，加入冰糖，搅拌均匀，用开水冲成蛋花。

温馨提示　非常适合秋天食用，做的时候要选用新鲜的鸡蛋。

为熬夜人群"充电"的四红汤

熬夜伤血分，"发为血之余"，伤血就会脱发。熬夜人群应该煲一点具有补血功效的"熬夜汤"，用到的食材有红枸杞、红枣、红山楂、红衣花生，所以"熬夜汤"也叫四红汤。

这是补血的法子，能够补血益气，经常服用，不但能保护我们的头发，还能改善月经不调、手脚冰凉等症状。

食材 红衣花生、红山楂、红枣、红枸杞各适量（依口味酌情放）。

做法 将上述食材加水煮汤。

温馨提示 如果不喜欢吃花生，用花生衣煮汤即可，可以加蜂蜜或糖调口味。经期、孕期女性请勿服用。

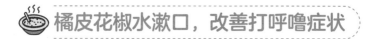

橘皮花椒水漱口，改善打呼噜症状

很多人都有睡觉打呼噜的毛病，轻微的打呼噜不属于病态，但要是严重的打呼噜就要引起重视了。严重的打呼噜在医学上被称为"睡眠呼吸暂停"，不仅在睡眠时存在窒息的风险，还会影响家人的睡眠，所以要进行必要的调理。

在中医看来，打呼噜病因复杂。有脾肺气虚、气道塌陷引起的打呼噜，也有痰凝气滞、气机不畅、气道不利引起的打呼噜。年龄偏大的患者可能出现气阴两虚的情况。对于气阴两虚导致的打呼噜，可在睡前尝试用橘皮花椒水漱口。

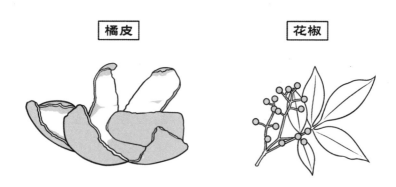

橘皮　　　　　　　花椒

食材　橘皮10克，花椒2克。

做法一　可用花椒、橘子皮熬水，凉温冻成冰格保存，每晚取一小块，化冻后含在口腔内漱约3分钟，随后吐出，再重复3～5次，这个方法可治打呼噜和磨牙，煮一次可用5～6天。

做法二　将少许花椒用开水浸泡凉温后，用浸出的花椒水反复漱口（不要咽下去）。

温馨提示　还有一种泡脚的方法：每晚用七粒花椒放入热水中泡脚，对缓解打呼噜也有效果。

孩子半夜磨牙？试试"使君子水"

现在很少发现小孩肚子里有蛔虫的情况了，但要是孩子半夜磨牙的话，也有可能是其肚中有蛔虫了。虽然可以使用西药阿苯达唑，但中医也有好办法——喝"使君子水"。使君子是一味中药，它气微香，味微甜，比较好吃。

使君子常用于杀虫、消积、健脾，治蛔虫腹痛、小儿疳积、腹胀、泻痢等症。家长可以按照中药书的服用量，给孩子打蛔虫。

食材　使君子6克。

做法　将使君子砸去外壳，只留下仁。将使君子仁用水煎20分钟左右，让孩子空腹喝下。

温馨提示　服用"使君子水"后注意不宜让孩子饮茶。

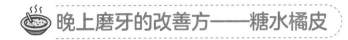

晚上磨牙的改善方——糖水橘皮

成人夜间磨牙是其睡眠障碍的一种表现，不仅影响牙齿美观，还可能损伤牙龈，导致牙龈出血甚至牙齿脱落。

中医认为，夜间磨牙多为中焦寒湿导致，可以用一个小零食——红糖橘子皮来改善。红糖橘子皮有理气化痰、健脾和胃的功能，连续吃几天，一部分病人即可见效。

食材 橘子皮 3 ~ 4 个，红糖适量。

做法 将橘子皮切成小块；将红糖倒入锅内，加适量水，水开后放入橘子皮，一直翻炒到没有水分后关火；将炒好的橘子皮晾晒干后，放入密封罐保存，每次取约 1 元硬币大小的橘子皮泡水。

温馨提示 每日 2 次，喝糖水，吃橘皮。红糖炒制比例可根据自身口味调节。

"悲秋"睡眠不好，用花生壳红枣小麦汤来改善

进入深秋，一部分思虑过重、长期睡眠质量不佳的朋友，可能会发现不良情绪也随之增加了。有的人不但情绪抑郁，还爱哭泣，这种"悲秋"情绪，在中医里多被认为是"脏燥"导致的，这时可以用花生壳红枣小麦汤来改善。

花生壳红枣小麦汤改良自医圣张仲景给后世留下的千古名方，方中只有三味药，分别是甘草、小麦和红枣，主治失眠、抑郁症、妇人脏躁（经前悲伤欲哭）等。我将食材改为厨房里随手可得的花生、红枣和小麦，可以改善失眠和多梦，每晚睡前喝一碗，一般连喝7天即可痊愈。

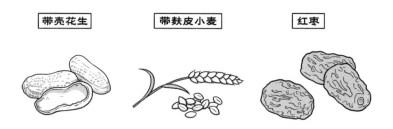

带壳花生　　带麸皮小麦　　红枣

食材　带壳生花生25克（或只用花生壳），红枣10颗，带麸皮小麦9克。

做法　将花生捣碎、红枣劈开，和小麦一起放入锅中倒水煮，水开后20分钟即可关火。

温馨提示　血糖不高的话，可以加一点冰糖调味，效果更好。如果家里没有小麦，也可使用药店购买的浮小麦，其对夜间盗汗效果很好。注意忌喝浓茶、咖啡，忌吃海鲜。

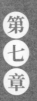

第七章

四季养生
食疗方

01 春季食疗方

立春节气，香油拌洋葱防病保健康

　　立春后，气温逐步回升，万物复苏。随着天地间的阳气逐步抬升至地面之上，人体内的阳气也进一步生发。但立春木气盛，易克土（脾胃），故应少食酸，而多食辛甘，以及豆芽、韭菜等发芽的食物。其中辛温的食物能帮助身体排出寒邪；而甘味入脾，可防止肝气生发太过而伤及脾胃，从而出现木乘土的状况。

| 洋葱 | 盐 | 香油 |

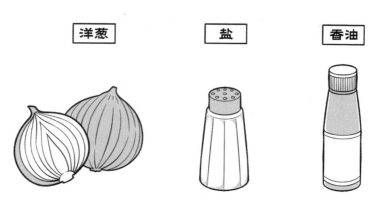

所以要适当多吃山药、红枣、花生、枸杞、芹菜、洋葱、猪肉等食物。

像香油拌洋葱就是一道营养健康的立春美食。洋葱味辛、甘，性温，有降压降脂、祛痰利尿、提神醒脑、防癌抗癌等功效，很适合春季食用。

食材 洋葱1/4个，盐、香油各适量。

做法 洋葱切丝，放入碗中，倒入香油后拌匀，放置5~10分钟，调入适量的盐即可。

温馨提示 香油拌洋葱对治疗中老年便秘也有很好的效果。

雪梨银耳汤，清甜可口的惊蛰美食

惊蛰标志着仲春时节的开始，民谚有云："春雷响，万物长。"惊蛰时节，天地间的阳气进一步生发，身体的阳气也随之加速生发。这种迅速的生发，可能会伴随各种上火症和皮肤瘙痒症的频发。因此，惊蛰期间可多食绿色蔬菜以及一些滋阴润燥的食物，如梨、莲藕、银耳等，同时要少吃煎炸类容易引起上火症状的食物。

雪梨银耳汤味道清甜可口，还有滋阴润肺、养胃生津、清热化痰等功效，很适合在惊蛰节气享用。

食材 银耳 20 克，梨 500 克，话梅、枸杞、冰糖各适量。

做法 银耳加水，泡发 2 个小时备用；梨用盐水洗干净，削皮、切丁后放入养生壶，加入几粒话梅、一小把枸杞，再放入泡好的银耳和适量冰糖，加水用小火炖约 2 小时即可。

温馨提示 糖尿病患者及胃肠不适患者慎用。

蜜枸杞：春分养肝，改善失眠

由于春分节气平分昼夜、寒暑，正是调理体内阴阳平衡的重要时机。在饮食上，可多食易消化、养脾胃的粥品，以及当季时令蔬果，如荠菜、枸杞、萝卜、桑葚、草莓、樱桃等。

此外，人过中年，养肝不离枸杞，春分节气期间可以泡枸杞水，也可以食用蜜枸杞，不但能养肝，还能改善失眠，增加深度睡眠的时间。

枸杞

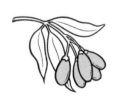

蜂蜜

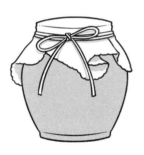

食材　枸杞、蜂蜜各适量。

用法　将枸杞倒入密封罐中，加入蜂蜜，让蜂蜜能没过枸杞；封好罐子，以枸杞泡透为度。

温馨提示　每日取3～10粒枸杞，泡水饮用。

清明来一碗养阴润燥的银耳汤

  暮春时节，清明已至，这是肝木升到最旺之时，容易出现眼睛干涩、烦躁易怒等上火的情况。在降雨增多且日照不足的地方，人们还易出现脾虚湿重、食困等问题，所以除了要重视养肝外，还要注意健脾祛湿。

  另外，由于肾气渐弱，心气渐起，饮食方面宜减甘增辛，少吃发物。可适当多吃健脾补肺的山药、养阴润燥的银耳汤、养肝除烦的五谷粥、滋补肝肾的枸杞等食物。

银耳	冰糖

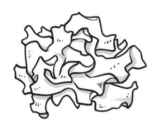

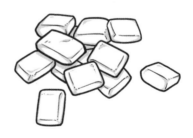

食材　天然银耳（1个核桃大小），冰糖适量。

做法　将银耳、冰糖一同放入碗中，加入适量清水，待银耳完全泡发后，放入锅内，大火烧开后转小火，蒸30分钟左右即可。

温馨提示　每日1～2次。注意银耳不要选择人工培养的，效果较差。

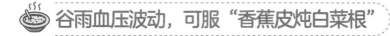

谷雨血压波动，可服"香蕉皮炖白菜根"

谷雨过后，气温回升很快，但雨水增多，外界湿度逐渐增大，体内湿气渐重，又处于过敏症的高发时期，所以要适当减少高蛋白食物的摄入，饮食以清淡为主，注意祛湿。

另外，暮春之后就会入夏，每逢节气转换之时，身体的血液循环需要做较大的调节，体质素来不佳、血压高和患有心脑血管疾病的人群更容易受到影响，高血压人群易出现血压波动，所以可以吃一些有降血压功效的食物，如"香蕉皮炖白菜根"。

食材 香蕉1个，白菜根1个。

做法 将香蕉皮取下切片，白菜切根后再切片；将香蕉皮、白菜根放入锅内，加适量水同煮，大火煮开后转中小火再煮20分钟即可。

温馨提示 可随心意调味，量多量少都可以。喝之前可以测量血压，喝两三天后再测量，看看血压有没有下降，如果下降说明适合自身，不下降就不需要再用这个方法了。

夏季食疗方

立夏吃蛋，学一学好吃又健康的做法

立夏时节民间素有"立夏吃蛋，石头踩烂"的说法，意思是立夏吃蛋后，人就会劲头十足。这种说法也是有道理的，鸡蛋营养丰富，还容易被人体吸收，确实有强身健体的功效。

我们可以把鸡蛋做成好吃的"立夏蛋"，能够补充体力、增强免疫力，让人更容易度过炎炎夏日。

食材 鸡蛋数枚，茶叶（红茶）1把，小茴香适量，八角1个，香叶3片，桂皮2克，陈皮1块，葛根1克，盐适量。

做法 鸡蛋放入锅里，加水煮20分钟后捞

出，把蛋壳磕碎；锅里放入红茶、小茴香、八角、香叶、桂皮、陈皮、葛根和盐，加水，煮开后放入鸡蛋，再煮大约 20 分钟即可。

　　温馨提示　鸡蛋从冰箱拿出来后，要在室温下放置几小时，不然煮的时候容易破裂；煮好的鸡蛋不要立即取出，可以在茶叶水中继续泡几个小时，让鸡蛋更加入味。

伏天倦怠乏力，用"党参炖鸡汤"补气健脾

俗话说，"小暑牵三伏"，"伏"表示阴气受阳气所迫，藏伏在地下的意思。伏天是一年中人体体表气血最旺盛的时候，此时不仅是调养身体的黄金时机，还是为秋冬打好基础的重要时刻。所以伏天有"头伏饺子，二伏面，三伏烙饼摊鸡蛋"的说法，吃这些温热食品，本意都是借助天时祛除体内的寒气。

另外，在伏天里，人常常会感到倦怠乏力，在中医看来这种情况多属于气虚，可以吃一些有补气功效的药膳，像"党参炖鸡汤"就有补气健脾的效果。

食材 母鸡或者童子鸡1只，党参片20克，红枣10颗，枸杞5克，调味料适量。

做法 先把鸡肉切块，放入开水中焯去血沫，捞出洗干净备用；把党参、红枣、枸杞洗干净备用；把处理好的鸡肉、党参、红枣放入砂锅中，加足水，大火煮开，小火慢炖至鸡肉软烂，放入枸杞稍炖一会儿，加入调味料调味即可。

温馨提示 高血压人群不宜服用。

大暑时节，用"荷叶茯苓茶"祛湿温阳

大暑"在天为热，在地为火，在人为心"，这一时节对身体的主要影响是"伤湿损阳"。"伤湿"是由于大暑期间各地雨量增大，外界和体内的湿气都比较重，而"湿性重浊"，人容易倦怠，不爱动，胃口不佳，需要注意健脾祛湿。"损阳"则是因为"暑多则伤心"，即受暑热太过，容易直接伤及心脏的功能，因此人们在炎热至极时容易休克，所谓中暑就是这种情况。

为此，这一时期主要的养生方向是防暑护心，滋阴清热。日常可适当饮用"荷叶茯苓茶"，其中的荷叶可祛湿、茯苓可温阳，因为"温阳不在补温，而在利小便"，而利尿可以助心。

食材　茯苓、炒制荷叶各3克，红枣3颗。

做法　将红枣从中间劈开，取核，和茯苓、荷叶一起放入锅中，加适量水，煮开后再煮5分钟即可。

温馨提示　因暑热伤阴，鸭肉也是大暑时节的进补佳品。民间有"大暑老鸭胜补药"的说法。因为鸭肉性凉味甘，能"滋五脏之阴，清虚劳之热，补血行水，养胃生津，止嗽息惊"，是大暑时节不可多得的滋补上品。

03 秋季食疗方

 蒸橙子冰糖西瓜子，立秋益肺甜品

立秋仍处于中伏和末伏阶段，高温将持续，但气机开始肃降，气候悄悄开始转变，随之而来的往往是过敏性鼻炎和咳嗽的频发，日常保养就需注意防秋燥伤肺。

在饮食方面，冰糖炖梨是最简单的补肺法子，秋梨膏就是从这里演变而来的。小孩子易咳嗽，用补土生金法，蒸山药宜多服之；老年人咳嗽带喘，像俗称的"老慢支"，宜服用核桃芝麻类食品补肾益肺，像蒸橙子冰糖西瓜子对"老慢支"就很有效。

食材　橙子1个，冰糖适量，生西瓜子10粒带壳。

　　做法　橙子切片，放入碗内；把西瓜子捣碎，放入碗内。碗中加入冰糖和适量的水，放进锅里，大火蒸，上热气后转中小火继续蒸30分钟左右。

霜降时节，用"藕片蘸白糖"来养肺

俗话说，"补冬不如补霜降"。霜降以后，身体阳气收藏到肚脐以下，下半身也增温，这是身体收藏进补的好时期。而莲藕是秋季的上等好食材，生吃它有清热、凉血、祛痘的功效，熟用有健脾、养血、美肤的功效，是一道秋季进补的佳品，所以民间说"荷莲一身宝，秋藕最养人"。

在霜降节气期间食用藕，能滋阴润燥，还有养肺的功效。下面推荐的"藕片蘸白糖"原本是肺结核病人的养肺方法，对肺的养护作用很明显。

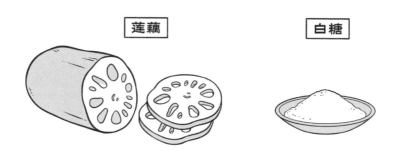

莲藕　　　　　　　　　白糖

食材　莲藕1节，白糖适量。

做法　莲藕切片，用刚烧开的水冲一下，蘸上白糖，嚼碎后徐徐咽下。

温馨提示　用开水焯藕片的时间不宜太长，一两分钟即可。

04 冬季食疗方

 立冬后补五脏的佳品——五豆粥

　　在秋冬季节，身体主要的能量聚集在身体内部，此时补养内脏是非常合适的。特别是在立冬以后，保养应以敛阴护阳为根本，最为方便的办法就是食补了。

　　俗话说"吃鱼吃肉不如吃豆"，豆类食品几乎不含胆固醇，却含有丰富的磷脂和豆固醇，有助于降低血清中的胆固醇。而五豆（白扁豆、黑豆、绿豆、红豆和黄豆）与五行相应，入五脏，常吃五豆粥，可降三高、养肝明目、健脾和胃、补肾益肺。

食材　五豆各25克，大米100克，紫米50克。

做法　将五种豆子提前一晚泡发；第二天将黄豆、黑豆和白扁豆一起倒入锅内，加入适量水煮30分钟；再倒入绿豆和红豆，加水，继续煮30分钟；把大米和紫米用温水泡10分钟后，倒入锅内，加水，再煮30分钟即可。

温馨提示　煮的过程需要不时地搅动，以免粘锅底。

🍲 小雪补脾胃，来一点"花生枸杞枣"

小雪节气期间，外界因天气上升、地气下降而形成"阴阳失交"的局面，所以这段时期更应注意中焦脾胃的养护。食饮方面须注意避免吃寒凉伤脾的食物，如冰激凌、寒凉水果及虾蟹等物，患有鼻炎和咳嗽的孩子更应避免。

日常食饮宜阴阳并重，宜吃温润益肾的食物，如黑芝麻、黑豆、黑米、木耳等黑色食物，以及山药、芡实、腰果、枸杞等，还可适量吃些牛羊肉。下面推荐的"花生枸杞枣"能够养血补血、健脾和胃，这段时间可以常吃。

食材 红皮花生5克，红枣10颗，枸杞10粒。

做法 洗干净的枣去掉枣核，塞入花生米和枸杞，上锅蒸到花生米熟即可。

温馨提示 每天吃3～4个做好的枣，也可以将红皮花生、红枣、枸杞加水煮汤，一次吃完，一日一次，连用10天。

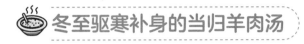

冬至驱寒补身的当归羊肉汤

冬至之后，就进入了一年中最为寒冷的一段时间，也就是人们常说的"进九"，这也是进补的佳时。此时阳气初生，火力方微，保护初生的阳气是养生的要点。在饮食方面，食物的性味仍然宜增苦减咸，可选用牛肉、羊肉、鸡肉、猪肚等高能量的食物，可吃些核桃、枸杞、海参等补肝益肾之品，也可用少许黄芪、龙眼、红枣、杜仲等物做药膳。而当归羊肉汤被称为"冬日第一暖汤"，既能抵御风寒，又能滋补身体，尤其适合手脚冰凉、面色晦暗的人群。

> **食材** 当归20克，生姜45克，羊肉500克，盐适量。
>
> **做法** 羊肉切块，提前用清水浸泡半小时，然后用开水烫一下后捞出；将当归、生姜切片，将生姜下锅略炒片刻，再倒入羊肉炒至血水干，铲起，与当归一起放入砂锅内，加适量水，大火烧开后转小火煲1～2小时。
>
> **温馨提示** 阴虚火旺者不宜食用，孕期女性也应禁食。

🍚 大寒将至，自制红糖姜茶驱寒暖胃

大寒期间，天气由最冷转暖，胆气太过反间肺气，肺气虚则遇寒易感冒发烧。受寒时可以喝红糖姜茶以温中驱寒。

饮食方面应忌生冷食物，防止损害脾阳。常规来说，大寒时节阳虚者可吃牛肉、羊肉、鸡肉，阴虚者可多吃莲藕、木耳、银耳等食材。少吃煎炸食品，避免上火。此外，鱼生火、肉生痰，如果正好在"阳后"初期，还是应该忌口肉类，适当多补充植物蛋白以帮助身体尽快恢复，待到后期就可逐步进补了。下面介绍的就是红糖姜茶的做法。

食材 生姜 250 克、红糖 150 克。

做法 生姜切片，和红糖一起搅拌均匀，放置 30 分钟，大火熬煮，去除水分，熬煮浓稠后调小火，水分熬除后关火，关火后不停搅拌，出现糖霜就可以了。放置 30 分钟，常温后装瓶保存。

温馨提示 每次取 2～3 片红糖姜片冲水喝。适当服用即可，多喝容易上火。

第八章

妇产孕
食疗方

红糖木耳汤，调月经通血管

我们熟悉的木耳，其实也是一味中药。它性平，味甘，有补气养血、润肺止咳、止血、降压、抗癌的功效，属止血药下分类的凉血止血药。黑木耳捣碎和糖水外敷还能治疗跌打损伤，可见有活血化瘀的功效。我以前还用红糖木耳治疗过小血管阻塞型的耳鸣。

月经量少，有些在中医里叫"干血痨"。喝红糖木耳汤有很好的活血化瘀的效果，能够治疗月经过少，还能疏通血管，缓解心脑血管瘀堵问题。

食材 水发黑木耳 100 克，红糖适量。

做法 将黑木耳下入锅中，加入红糖、适量水煮开后，再煮 10 分钟即可。

温馨提示 可服用半月。也可以伴服当归煮鸡蛋，吃药蛋也可以。不用喝汤，类似茶鸡蛋的做法和吃法。

经期小腹刺痛，吃益母草蛋来改善

　　经前一周，很多女性会易怒、冒痘和乳房胀痛，这主要是肝气不疏造成的。气不向下走，便容易虚火上浮，平时月经也会比较多，还会有小腹刺痛等问题。

　　对此，可以吃一些益母草蛋，促进月经顺畅。益母草性味苦、辛，微寒，有活血调经、利尿消肿、清热解毒的功效，可用于治疗月经不调、痛经经闭、恶露不尽等症状。用益母草煮鸡蛋，不但营养丰富，还能调理经期小腹刺痛，并有润肤美容的功效。

　　食材　益母草20克，鸡蛋适量。

　　做法　将鸡蛋煮好、去壳待用；将益母草加水煮开，放入鸡蛋再煮半小时。

　　温馨提示　每天吃一个蛋，只吃蛋不喝汤，吃不完的鸡蛋可以继续泡在汤汁里，放入冰箱储存，3天内吃完。这一周不能吃太凉的东西，以防凝血。

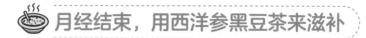

月经结束，用西洋参黑豆茶来滋补

经血的排出是个失血的过程，因此月经刚结束时，女性身体多虚弱，消化不好，可能还会伴有腹泻，此时要侧重补气养血，并且不要熬夜。

在饮食上，宜食用一些补气滋阴的食物，如西洋参黑豆茶。其中西洋参能补气养阴，清火生津，黑豆能补充身体需要的营养物质，还能补气养血，对此阶段的身体有很多益处。

食材 西洋参1克，生黑豆5粒，红枣1颗。

做法 将红枣劈开，与西洋参、生黑豆一起用开水冲泡。

温馨提示 可代茶饮。注意有感冒症状时不要喝，先治好感冒为佳。

茉莉花芝麻茶:"快人一步"的顺产秘籍

　　国人对于茉莉花的喜爱，不仅仅在于诗词吟唱中的美好景象，更在于茉莉花药食同源的保健价值。夏季是茉莉花初开之时，正是以花为食的好时节，无论是茉莉花炒蛋还是茉莉花茶，均入口留香，沁人心脾。

　　不仅如此，茉莉花和芝麻一起泡茶，还有软化宫颈的作用，能够有效缩短产程。选择顺产的孕妈妈可以在孕晚期的时候适量喝些茉莉花茶，能够让生产的过程更为顺利。不过茉莉花性寒凉，所以不宜过量饮用，以免影响胃肠功能。

　　食材　茉莉花2克，熟芝麻10克。

　　做法　将熟芝麻捣碎，和茉莉花一起用开水冲泡后饮用。

　　温馨提示　除了喝茉莉花芝麻茶外，还可以刺激合谷、三阴交穴进行催产。

产后少乳，不妨试试芝麻盐

产后常有新妈妈为乳汁分泌不足的问题而烦恼，这时候可以服用一些有催乳功效的食物，如大家熟知的花生黄豆炖猪蹄等。

这里介绍一个非常简单的方法，就是服用芝麻盐，对一部分新妈妈有帮助。芝麻富含脂肪、蛋白质，能够为机体提供丰富的营养，不仅如此，中医认为芝麻有生津通乳、补肝肾的功效，能够促进乳汁分泌，每次服用 50 克以上，三天后乳汁会增多。非产妇服用还可以丰乳。

食材 生黑芝麻、盐各适量。

做法 锅烧热，不用放油，将芝麻倒入锅中，小火用铲子翻炒，等芝麻变色盛出，用擀面杖碾碎，放入密封容器中保存，每次服用时取出适量，加少许盐服用。

温馨提示 翻炒芝麻时一定要用小火，慢慢炒熟，切勿心急。

产后瘦身的关键：红参水

产后体形的改变让很多新妈妈苦恼不已，原本曼妙的身材变得臃肿、笨重，十分影响个人形象。很多新妈妈都采用了各种瘦身方法，但效果都不理想。

其实产后瘦身有一个小妙招，就是顺产成功的妈妈如果没有血压高的问题，可以马上喝一碗红参水，身体很快就能瘦回去。红参不但能够补气，还能温阳回血，产后马上服用，有些新妈妈当夜就能下床自己去厕所，可见红参水有利于产后身体的修复。

食材　红参10克。

做法　将红参加适量清水熬煮，熬好的红参水放入保温杯即可。

温馨提示　手术下来就喝，但要注意血压高的人不能用此方。

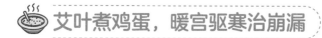
艾叶煮鸡蛋，暖宫驱寒治崩漏

崩漏是妇科较为常见的问题。在行经期间突然大量出血，称为"崩"，而淋漓下血不断者，称"漏"。

艾叶煮鸡蛋对崩漏有效，同时也是解决宫寒的好办法。艾叶性温，有温经止血的作用，鸡蛋富含营养成分，可改善由身体虚寒引起的月经不调、痛经、崩漏等。有的女性夏天喜欢在空调房里穿露脐装，非常容易宫寒痛经，这时候就可以试试吃艾叶煮鸡蛋暖宫驱寒。

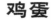

鸡蛋

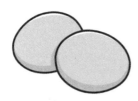

艾叶（干品）

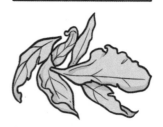

食材 鸡蛋适量，艾叶3～9克。

做法 把艾叶清洗干净，放入煲汤袋里，与鸡蛋一起放入砂锅内，加适量水煮熟，捞出鸡蛋，去壳再煮。

温馨提示 煮好的艾叶鸡蛋每天吃一个，其余的鸡蛋可以浸泡在汤液里放入冰箱内保存，只吃蛋不喝汤。端午节也可以吃艾叶蛋，能够暖身通阳畅经络，熬的水洗手洗脚可去皮肤病。

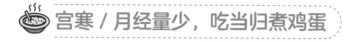

宫寒 / 月经量少，吃当归煮鸡蛋

《伤寒论》里有一个方子叫"黄连阿胶汤"。方中有一味主药就是"鸡子黄"，也就是鸡蛋黄。从这也能看出，鸡蛋并不只是食品，也是一味药材。中医有大量用其他中药和鸡蛋配伍治病的药膳方，如艾叶蛋、当归蛋等。

月经量少，除了红糖木耳汤外，可以伴服当归蛋，当归有补气活血、调经止痛的功效，用来煮鸡蛋，可以补气补血，对缓解月经量少、月经期间腰疼的效果都很好。

食材　当归10克，大枣5颗，枸杞10克，鸡蛋2～3个。

做法　鸡蛋煮好，剥掉蛋壳，和当归、大枣、枸杞一起入锅，加水一起炖煮，开锅后再炖20分钟即可。

温馨提示　煮好后的鸡蛋可在汤汁里多泡些时间，让鸡蛋更好地吸收汤汁。吃的时候只吃鸡蛋，不喝汤汁。

经量过多，经间期出血，试试炒红枣

红枣是日常养生最常见的食物之一，食用方法多样。可以直接生吃，也可以煮粥吃。月经量过多，就可以炒红枣服用。经过炒制的大枣，虽然会损失一部分维生素，但其他营养成分更容易被人体吸收，而且它补中益气、养血安神的作用得到了增强，适合月经量过多、经间期出血的女性服用。

食材 红枣 7 颗。

做法 放入锅中，炒到枣皮发煳、枣肉发干后，取出去核凉凉，掰开放入养生壶中，加适量水，煮 15 分钟左右。

温馨提示 也可以把炒好的红枣直接用开水泡饮，枣肉可以吃。

产后头晕、抑郁，闻一闻醋味儿

　　产后头晕和抑郁，很多是生产中失血过多造成的，而缺血会造成大脑兴奋度降低，表现出抑郁症状。

　　有一个简单的方法可以帮助缓解，那就是闻醋味，要用好的米醋蘸棉球，把它塞到鼻孔里面闻嗅，能够很好地防治头晕和防止抑郁。另外，我们还可以在醋里泡一点韭菜末，会更有效。这是古代中医的法子，我给患者用过，效果很明显，也没有什么禁忌。

> **食材**　韭菜、米醋各适量。
>
> **做法**　韭菜洗干净，切碎、捣烂，放在小瓶里；放一点醋，拌一拌，打开瓶口嗅醋气。

月经久久不来，用这杯酸甜水调理

例假久久不来，可以从旧血不去、新血不生的角度考虑，用活血化瘀的办法来调理。

红糖与山楂的组合，就有活血化瘀的作用，常用于治疗闭经，也用于缓解痛经和止崩漏。其中山楂微温，能行气化瘀，消食健胃。适合瘀血、闭经者服用。另外，产后常喝山楂水有助于排瘀血，还能促进子宫收缩。而红糖甘温，能补脾缓肝，散瘀活血。由于其"散寒活血"的作用较强，很适合产后及经行不畅时服用。闭经三个月或者女性 18 岁以上还没来月经的，都可以试一试这个办法，对月经血块太多的情况，也有轻微活血的作用。

食材 山楂 3～5 个，红糖适量。

做法 将山楂清洗干净后，和红糖一起放入锅内加水煮，大火煮开后转中小火，再煮 15 分钟左右关火。

温馨提示 每天吃两次，连续服用一周。孕期女性勿用。

花椒加白矾，改善阴道炎

有不少女性备受妇科炎症的困扰，疗程长得让人想要放弃，更让人崩溃的是，症状改善后没多久又会复发。

对于阴道炎，使用抗生素确实可以缓解症状，但其弊端也不可小觑，并且它没有从源头真正地解决问题。其实，家庭厨房中有许多微末小物，对身体很有好处。像花椒加白矾就可以有效改善阴道炎、白带过多等妇科问题。花椒加白萝卜一起熬水泡脚，还能改善脚气、脚臭的情况。

食材 花椒2克，白矾1克。

做法 将花椒、白矾加水熬煮，水开后再煮15分钟，温后用熬煮出的汤汁熏蒸、坐浴外洗局部。

温馨提示 每日一次，连用一周。白矾可在药店购买。

白带异常的"难言之隐"，用白果汤来缓解

白带异常是很多女性朋友的"难言之隐"。带下过多、瘙痒，甚至腰腹疼痛……这些症状不仅容易复发，不及时治疗还可能会引发更严重的妇科问题。

对此，女性可以用白果汤来缓解。白果敛肺气、止带浊，缩小便，对妇科白带治疗效果很好。《濒湖集简方》也有记载："治赤白带下，下元虚惫。白果、莲肉、江米五钱，胡椒一钱半，为末。用乌骨鸡一只，去肠盛药，瓦器煮烂，空心食之。"下面介绍的做法非常简单，更适合日常使用。

食材　白果 4 ～ 9 克。

做法　将白果去壳、不去芯，加适量清水煮汤，吃白果喝汤。

温馨提示　白果生用有毒，一定要熟的。

橘子核这样用，可调理早期乳腺结节

　　橘子里面的橘子核不要扔了，它其实是一味常用的中药材，性味苦、平，入肝经、肾经，有理气、散结、止痛的作用，多用于小肠疝气、睾丸肿痛、乳痈肿痛等症。

　　把橘子核轻微焙干加红糖口服，对治疗早期的乳腺增生和结节都会有效果。但要是患上了乳腺纤维瘤、乳腺癌，引起了结节，这个方法的作用就不大了。所以有乳腺结节的女性要注意明确病因，对症治疗，避免延误病情。

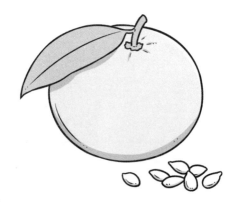

橘子核

食材　干橘子核3克，红糖适量。

　　做法　将晒干的橘子核压碎，倒入杯中，加入红糖，再倒入热水即可。

　　温馨提示　如果自制不便，也可到药店购买橘核，碾碎备用。

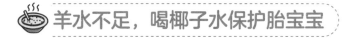
羊水不足，喝椰子水保护胎宝宝

羊水不足会影响到胎宝宝正常的生长发育，严重的还会造成胎儿缺氧，导致宫内窒息。因此，当发现有羊水不足的情况时，一定要配合医生查明原因。准妈妈们在日常饮食中，也可以适当多喝汤水类的食物来增加羊水。

有一种南国水果，不仅美味，其汁水还能够增加羊水，且没有什么副作用，它就是椰子。椰子可以说浑身都是宝，椰子果肉性味甘温，有补虚、生津、利尿、杀虫的功能；椰子壳还能利湿止痒，治脚癣；常喝椰子水可补脾益肾，改善脾虚水肿，是增加羊水的天然饮料。有需要的准妈妈们不妨一试。

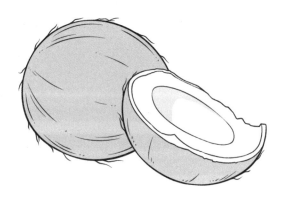

食材　新鲜椰子1个。

做法　用开椰器在椰子上开一个洞，插入吸管，即可饮用。

温馨提示　市面上的椰汁调配饮料不等于椰子水，购买时请注意区分。

产后掉头发，要尽早喝红枣水

生产本身是一个失血的过程，产后迅速喝下一杯红参水，就是为了帮助身体快速恢复管理能力，尽快止血，促进体形恢复。而产后脱发多是失血过多造成的血虚型脱发，对于这种类型的脱发，可以多吃红枣或喝红枣水以补血。

红枣补脾胃，益气血，安心神，常用于治疗贫血和心悸失眠。喝红枣水补血补得较快，对缓解产后便秘也有效果，各种脱发和与血虚有关的身体症状都可以用。

红枣

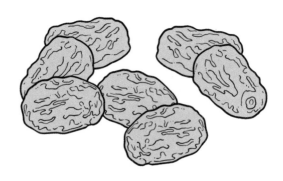

食材　红枣 10 ~ 20 颗。

做法　将红枣去核煮水，煮成浓缩汁后服用。

温馨提示　每日一次，枣肉可吃也可以不吃。痰湿、积滞者不宜多吃。

炒麦芽煮水，产后回奶又快又不痛

随着宝宝逐渐长大，母乳已经不能满足成长所需，新妈妈就要做好回奶的准备了。但回奶有时候是很困难的，也会给妈妈带来不少痛苦，那么，有没有简单的方法促进回奶呢？答案是肯定的，那就是用炒麦芽煮水，可促使乳汁分泌减少。炒麦芽不但能够助消化、降血糖，还有抑制催乳素分泌的作用，哺乳期女性回奶可以服用。不过需要大剂量使用才有效，剂量太小，回奶效果会不佳。

食材　炒麦芽100克（可在药店购买）。

做法　将炒麦芽先用清水浸泡半小时，开火煮沸后，再煮15分钟即可关火。

温馨提示　代茶饮，每日一剂，一般连服一周就能回奶。

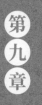

第九章

美容美体
食疗方

冬瓜这样吃，改善下肢肥胖

肾病很容易造成身体水肿，我在临床上常用冬瓜蒸大蒜来消除水肿。很多爱美的女性也可以用它来改善下肢胖的情况。脚脖子上有袜子勒出来的"印儿"，坚持吃一段时间的冬瓜蒸大蒜，可有效改善。

有患者服用冬瓜蒸大蒜后，发现它去水湿的功效很明显，原本有齿痕舌、吐白痰的问题，吃过三次冬瓜蒸大蒜后，有了明显的改善。有类似问题的人不妨试一试这个小妙招。

食材 大蒜与冬瓜的比例是 1：10（比例差一点也没关系）。

做法 冬瓜去皮切成薄片，大蒜切片，将大蒜和冬瓜层层叠叠放好，放入锅内蒸，待冬瓜蒸至透明即可。

温馨提示 煮和蒸都可以，熟后必须喝汤，不放盐。吃一段时间可以消除水肿。

"清洗五脏"，有效减重的五脏汤

　　现在是个营养过剩的时代，很多人饮食无度，导致过剩的营养堆积在人体内，形成各种疾病。如何消化掉这些过剩的营养，给我们身体的"下水道"做个大清洗，给肠胃减减负呢？

　　我们不妨试试这道清洗五脏"污渍"，排除体内"垃圾"的五脏汤。这是道家辟谷后用来洗"五脏毒"的，主要用到了白菜这种食材——晚餐少吃一点，加一碗白菜汤，喝汤吃菜，有利于晚上清洗五脏、刮油排毒。

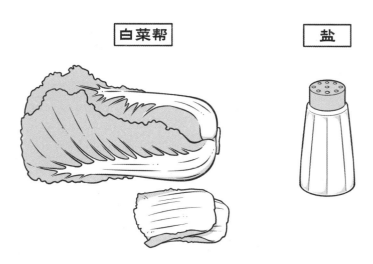

白菜帮　　　　　　　　盐

食材　白菜帮 100 克，盐适量。

做法　白菜帮切丝，放入锅中，加适量清水炖煮，关火前放适量盐。

温馨提示　秋冬进补之前尤其适用，相当于先清理"屋子"再进补，效果更好。

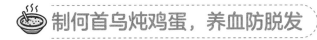

制何首乌炖鸡蛋，养血防脱发

经常食用制何首乌炖鸡蛋可以减少头发的脱落。发为血之余，制何首乌能滋肝养血，有黑发防脱的功效，对须发早白的人群和体质衰弱的人群比较适合。而鸡蛋含有丰富的营养成分，也能为身体补充所需的营养。

不过，生何首乌有一定的毒副作用，对肝脏可能造成损害，所以我们使用的是经过严格炮制的制何首乌。

食材 鸡蛋5个，制何首乌20克。

做法 将制何首乌20克熬汤。煮3～5个鸡蛋，将鸡蛋壳打碎后浸泡入汤里面，再煮10～30分钟。凉凉后可连汤一起放入冰箱保存，每日吃一枚鸡蛋。

温馨提示 只吃鸡蛋，不喝汤。可以加一些红糖调味（红糖补脾缓肝，活血散瘀）。糖尿病人也可不加。

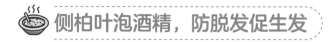

侧柏叶泡酒精，防脱发促生发

　　我国大部分地区的路边都比较常见一种植物——侧柏，它的叶子其实是一味中药，有清热止咳、降血压、止血、凉血、消肿止痛等功效。

　　古籍中记载，侧柏的枝叶外用时可以缓解脱发，并能帮助毛发生长浓密。这种方法不仅效果明显，家庭自制也简单方便，有脱发问题的人不妨一试。

食材　侧柏叶 35 克，75% 的酒精 100 毫升。

做法　拾取掉落在地的侧柏枝叶，拣净杂质，去梗，揉碎；将侧柏叶浸泡入酒精内，密封静置；浸泡 14 天左右，将浸出液过滤、静置；取上层的深绿色药液，外涂于头皮脱发的部位，每日一次，涂上后无须再次清洗局部。

温馨提示　个别体质如出现过敏现象，应及时清洗干净并停止使用。经期、孕期女性可以使用。

养发佳品——黑豆炖桑葚枸杞

养发要先养肝肾，肾气旺盛，头发才会乌黑、茂密、亮泽，肾气不足，头发容易脱落、干枯，而肝气郁结或是肝血虚损，也无法很好地荣养头发，头发就会容易分叉，也会缺少弹性。

为了养护秀发，平时可以多吃一些补肝肾的食物，像黑豆炖桑葚枸杞就很适合，它有滋阴补肾、益肝养血、黑发明目的功效，经常脱发或是头发早白的话，可以常吃。

食材 黑豆100克，桑葚10克，核桃仁1个，红枣1颗，枸杞20克，白糖适量。

做法 黑豆提前水发泡好，和桑葚、核桃仁、红枣一起下入锅中，加适量水炖煮约30分钟，加入枸杞，再炖10分钟，关火前加白糖调味即可。

温馨提示 连汤带渣食用。桑葚可在药店购买。

让你摆脱"中年油腻"的炒米水

人到中年后，不知不觉间，就会多了很多不招人喜欢的特质，由此还出现了一个词语，叫"中年油腻"。这种让人不舒服的感觉其实是脾虚湿盛造成的，像大便沾马桶、大肚子、口气混浊、头面油光、腿脚发沉等，其实都是脾虚湿盛的表现。

想要改善的话，我们可以试试炒米水，它有健脾祛湿、减肥等功效，还能促进新陈代谢，经常服用，那种"油腻感"会有不同程度的改善。

食材 大米适量。

做法 把锅烧热，不用放油，下入大米翻炒，炒的时候需要不停搅拌，直到大米焦黄为度。每次取 1 ~ 5 克炒米泡水代茶饮。

温馨提示 湿盛可加苍术炒，脾虚可加白术炒。炒好后筛出中药材不用，只用炒米泡水代茶饮。容易上火的人在泡水时可加入少量绿茶，防止上火。

🍲 马齿苋，神奇的抗敏护肤菜

马齿苋，也叫五行草、长寿菜，具有清热利湿、凉血解毒的功效，可用于治疗细菌性痢疾、急性胃肠炎、急性阑尾炎、乳腺炎、痔疮出血、白带异常、疔疮肿毒和湿疹等。

由于它还有抗过敏的特性，在国外的一些成人品牌护肤品和婴儿护肤品中都会添加它，我们也可以用它来治疗夏季泄泻，并可解决一些皮肤问题。

马齿苋

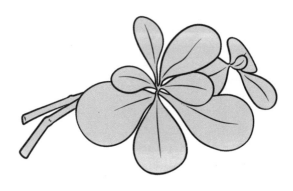

食材 鲜马齿苋100克。

做法一 将鲜马齿苋洗净，放入锅中，加适量水，煎成一碗水喝水。一日2次，连用3天可消炎解毒。

做法二 将马齿苋煮好，拌入蒜泥调味当凉菜吃，对久泻不愈特别有效。

做法三 用马齿苋（干鲜均可）适量，煮水浓煎外洗，可治疗多种皮肤疾病，如湿疹、疔疮等。

温馨提示 孕期女性及脾胃虚寒、肠滑作泄者勿用。

自制美白淡斑的冬瓜面膜

冬瓜的好处很多，不仅能清热解暑，缓解中暑症状，还能祛湿、护肾、利尿，改善下肢水肿状态。除此之外，在古代文献中也记载了运用冬瓜来瘦身和美颜的内容。这是因为冬瓜能有效抑制糖类转化为脂肪，有利于瘦身塑形，并且外用清洗皮肤，还能滋润和美白皮肤，淡化斑点。

下面这款美白淡斑面膜就用到了冬瓜皮，坚持一段时间观察效果，一般可美白 1 ~ 2 个色号。

食材　冬瓜皮适量。

做法　冬瓜皮煮 30 分钟，熬好的水倒入磨具中，放入冰箱冷冻，每次取用一块，加热化冻后，用面膜纸浸透敷面。

温馨提示　使用前要先确认自己是否对冬瓜过敏，可以先在手臂内侧或耳后涂抹一些，确定无过敏现象后再使用。

第十章

常见小儿
不适食疗方

简单高效的退烧汤"扁鹊三豆饮"

很多人都知道三豆饮是一个退烧的方子，这里推荐中医祖师扁鹊传下的版本。从临床来看，方中的黑豆能够治疗虚火上炎的火毒，可治口舌生疮；绿豆能够解百药之毒，可去暑毒；红小豆能去水毒，可以活血。

孩子发生磕碰，患处血肿，用红小豆捣碎外敷以后，患处会很快消肿，由此可以看出红小豆有活血解毒的用处。扁鹊三豆饮还有很好的解毒、退烧功效，若孩子发烧，每天可以喝两次，症状会很快缓解。

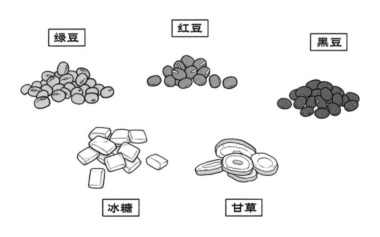

食材　绿豆 10 克，红豆 10 克，黑豆 10 克，甘草 2 克，冰糖适量。

　　做法　将食材加水泡一晚，把豆子泡开，放到豆浆机里，加适量水，再加入甘草、冰糖，打成豆浆即可。

小儿久咳不愈，用"山药汤"来缓解

　　山药是很常见的食材，同时也是一味中药材，它味甘，性平，归脾、肺、肾经，具有益气养阴、补脾肺肾、固精止带的功效。

　　孩子在感冒后期，咳嗽总是不好，就可以通过喝山药汤、吃山药等方法来缓解。山药是补脾胃的，久病伤脾，食用山药能补土生金。成年人一动就喘，感觉气不够用，或是气短胸闷，也可以服用"山药汤"来改善。

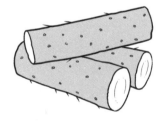

山药

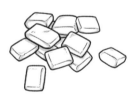

冰糖

食材 鲜山药 100 克，冰糖或蜂蜜适量。

做法 山药去皮，切成片，加适量清水，大火煮开后，再煮 20 分钟，可加冰糖或蜂蜜调味。

温馨提示 女性在孕期、经期也可以服用，平时喝还能补肺气，增加肺的能量。

孩子咳嗽难忍，蒸"糖豆腐"巧应对

　　治疗咳嗽有一个甜蜜的小方法，就是做"糖豆腐"，做好后喝蒸出来的水即可。它能够清热、生津、润燥，适合治疗小儿过敏性咳嗽，吃完后就会感觉嗓子舒服了一点儿。

　　不过要注意，寒性咳嗽用红糖，热性咳嗽用白糖。如果实在分不清寒热的话，可以红糖、白糖各用一半。

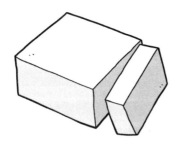

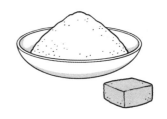

食材　石膏豆腐 1 块，白糖或红糖适量。

做法　把豆腐切片，一层层摆放好，每层撒一些白糖，扣上碗蒸 20 分钟。

温馨提示　也可以做成"豆腐箱"，就是把豆腐中心挖空一块，放入糖，这样蒸出来的水更好喝，止咳效果更好。

小儿长期咳嗽，可服用"香油煎鸡蛋"

　　孩子长期咳嗽一般是慢性炎症引起的，可以服用"香油煎鸡蛋"，不加调料，一次吃两个。这是一个民间验方，香油也就是芝麻油，有滋阴、润燥的功效，服用后可以润肺止咳，减轻咽部不适。

　　另外，香油还能润燥通便，而肺与大肠相表里，所以香油可以缓解大肠经和肺经的疾病，这也是它能够缓解咳嗽的原因之一。

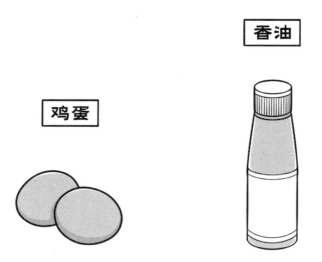

香油

鸡蛋

食材 香油（芝麻油）适量，鸡蛋2个。

做法 锅烧热后，加入香油；油烧热后，打入鸡蛋，煎至八成熟。

温馨提示 煎蛋时请使用纯芝麻油，勾兑的芝麻油效果不好。

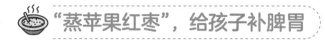

"蒸苹果红枣"，给孩子补脾胃

孩子不愿意吃饭或者消化不好爱拉肚子，可以吃点"蒸苹果红枣"。这是民间给孩子"补肚子"的方法，经常吃能补脾胃。

方中的苹果、红枣本来就富含营养成分，加热后，苹果中所含的膳食纤维更容易被人体吸收，一些营养成分也能够更好地发挥作用。同样，蒸过的红枣也更容易被消化吸收，而且口感更加绵软香甜，孩子更容易接受。

食材　苹果1个，红枣2～3颗。

做法　苹果去芯，填入几颗切碎的红枣，加水放碗里蒸熟，喝水吃苹果。

温馨提示　蒸苹果红枣是双向调节，不仅对拉肚子有效果，还能缓解便秘。

可乐 + 姜丝 + 山楂，调理孩子偏食厌食

在生活中，有不少孩子长期挑食、厌食，影响了正常的生长发育，体重不增加，甚至还会下降，让家长忧心忡忡。

对于孩子偏食、厌食、恶心、呕吐的问题，我们可以试着用可乐、姜丝和山楂来调理，这种"饮料"味道可口，孩子一般不会抗拒，而且方中的山楂能健胃消食、行气散瘀；可乐能补充水分、增加食欲，有助于改善孩子的偏食、厌食等问题。

食材　生姜 3 片，可乐 1 罐，生山楂 3 片。

做法　将生姜切丝，和可乐、山楂片共同炖煮，煮开 5～10 分钟关火，凉温后即可饮用。

温馨提示　注意不要大量饮用，以免引起胃肠不适。

🍲 萝卜煮水，帮孩子止咳通便

白萝卜、胡萝卜煮熟以后，加红糖服用，不但可以治咳嗽，还能帮助通便，可以用来治疗便秘。

这个方子是很有趣的，反映了中医里"肺与大肠相表里"这个事实——肺和大肠通过经络产生联系，在病理上相互影响，如患肺病时间久了，会影响到大肠，出现便秘问题；而大便秘结，时间长了，又会引起肺部不适，所以在治疗上就要注意两者兼顾。而萝卜上通气，下通便，对肺和大肠都有很好的疏通作用。

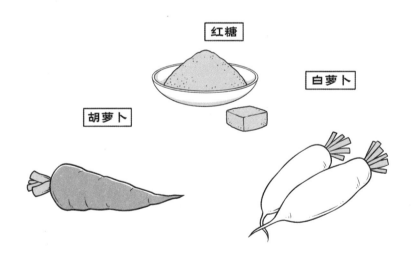

食材　胡萝卜、白萝卜各1根，红糖适量。

　　做法　萝卜切片，放入锅中，加适量清水，大火煮开后再煮20分钟，关火前加红糖即可。

鹌鹑蛋的妙用——改善小儿遗尿问题

　　小儿遗尿是个很麻烦的毛病，不仅会增加小儿的精神负担，夜里得不到充分休息，还会影响生长发育。有一个改善小儿遗尿的食疗方法，就是吃鹌鹑蛋。鹌鹑蛋能补脾养血、强筋壮骨，常用来治疗神经衰弱和心悸失眠。

鹌鹑蛋

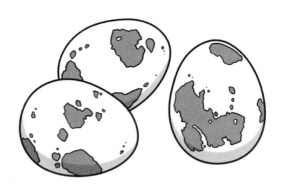

食材 鹌鹑蛋、盐各适量。

做法 将鹌鹑蛋洗净，放入锅中，加适量水、少许盐，大火煮开，改中小火煮8分钟左右，出锅待凉后即可剥壳食用。

温馨提示 吃鹌鹑蛋治小儿遗尿的这个方法要连续吃一周以上才有效，毕竟是食品，药力不足。

附

其他疾病的
食疗方

荔枝核别乱扔，疝气正好用得上

疝气是小儿和老年人较为常见的疾病，小儿做手术一般排队要等很久，会给家庭带来很多不便。

其实，我们可以试试荔枝核加丝瓜络煮水，很多情况下都有效。荔枝核性味微苦、甘温，归肝经、肾经，能行气散结、祛寒止痛，常用于缓解寒疝腹痛、睾丸肿痛。丝瓜络就是丝瓜里面的瓤子，中药店有售，它性味甘平，可通络、活血、祛风，用于痹痛拘挛、胸胁胀痛、乳汁不通。

食材 荔枝 3 ~ 5 颗，丝瓜络一小块（药店购买）。

做法 将荔枝核、丝瓜络一起放入养生壶，加适量水，煮约 20 分钟。

温馨提示 荔枝去掉壳不用，留下里面的荔枝肉和荔枝核（荔枝核捣碎再用），这样煮出来的味道好一些，孩子不太抵触。

萝卜榨汁滴鼻子，不怕眩晕症

　　眩晕是梅尼埃病的症状之一，长期压力过大，引起头痛、头晕的情况也会导致眩晕，发作时感觉天旋地转，十分难受，有时还容易跌倒引发危险。

　　对于这种情况，我们可以试着用萝卜榨汁滴鼻孔的方法来改善，主要是用到了白萝卜醒神开窍的功效。所谓"气郁生百病，萝卜解千愁"，这个小妙招对缓解抑郁和焦虑也很有好处。

　　食材　鲜白萝卜1个。

　　做法　把白萝卜洗净，捣烂挤汁，取适量滴在鼻子里。

　　温馨提示　也可以用棉球蘸萝卜汁，塞进鼻子里。

用莲子甘草汤，改善尿频尿急

在生活中，很多人会有尿频、尿急的问题，通常表现为小便次数增多，需要不停地"跑厕所"。有的人不能憋尿，甚至会出现尿失禁，十分影响正常的工作和生活。

对于这类情况，可以用莲子甘草汤来改善。方中的莲子味甘、涩，性平，有固精、缩尿、止带的功效；甘草能补脾益气、缓急止痛、清热解毒、调和诸药。两者同用，适用于尿频、尿急等病症的治疗。

去芯莲子
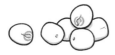

生甘草
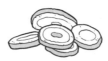

冰糖
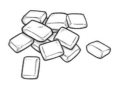

食材　去芯莲子50克，生甘草10克，冰糖适量。

做法　莲子用温水泡发，和生甘草一起放入养生壶，加入500毫升水后一起煮，莲子煮到软烂时，加一点冰糖，稍煮即可。

温馨提示　吃莲子喝汤。

腋下有味道，涂一涂番茄明矾汁

腋臭总是让人觉得很尴尬，中医有一个好办法，就是把明矾打成粉，用生西红柿汁拌好涂腋下，这对腋臭有很好的效果。

这里用到的明矾石是存在于火山地带下的一种天然矿物盐，是天然的除臭剂，能够控制细菌生长，消除异味，因此对各种体臭都有效果。

食材 番茄、明矾各适量。

做法 番茄洗净切丁，榨出番茄汁，加入明矾中，调匀即可。

温馨提示 涂在腋下，保留至少20分钟，每周两次。这个方法也可以处理内衣裤汗臭和脚气的异味。

安全少花钱的治痔疮妙法：萝卜水外洗

痔疮是一种常见的肛周疾病，患病率占所有肛肠疾病的 87.25%，且男女均可得病。通常，当排便困难，持续用力时，静脉内压力反复增高，就会出现静脉肿大。而妊娠期女性和肥胖人群受盆腔静脉压迫，血液循环不畅，也会导致痔疮的形成，排便时往往容易引起疼痛甚至局部破裂出血。

对于烦人的痔疮，用白萝卜熬水外洗效果很好。肺与大肠相表里，萝卜是肺药，萝卜水善去湿热，有助于缓解症状。

食材 白萝卜 1 根。

用法 将白萝卜洗净切块，下入锅中，加清水煮沸后转小火煮 15 分钟，趁热倒入盆内，先用热气熏患处，再洗患处。

温馨提示 湿热导致的疾病还有脚气，萝卜水对青少年脚气也很有效。

无花果另类用法：外洗治痔疮

无花果很多人都吃过，咬一口软糯香甜，滋味诱人，可你知道吗？无花果有很多独特的功效和作用：它不仅可以消脂通便，促进肠胃蠕动，提高消化功能，还能减少胆固醇在体内的堆积，对冠心病和动脉硬化都有很好的预防作用。

不仅如此，用无花果煮水外洗，还能发挥它清热解毒、消肿止痛的功效，可用于治痔疮。比如，出现血栓性外痔，肛门肿胀、疼痛难忍，就可以用这种方法来缓解。

食材 无花果 10 枚（鲜果、干果都可以用）。

做法 将无花果放入锅中，加适量清水，煮 20 ~ 30 分钟后关火，煮好的汤汁一半喝，另一半外洗局部。

温馨提示 没有无花果的话，用无花果叶也有效果。

主治问题、疾病索引

Y

Z